医師＆管理栄養士が教える

血圧がみるみる下がるスゴイ食べかた

監修
医学博士
久代登志男
管理栄養士
足立香代子

はじめに

いろいろなものをおいしく食べて血圧を下げる

日本における高血圧患者は、推定4300万人といわれていますが、治療を受けていない人も多いです。さらに、治療を受けていてもきちんと血圧をコントロールできている人は、半分程度といわれています。

自覚症状が現れないことがその理由ですが、血圧が高いままだと血管が傷ついて動脈硬化が進み、心不全や脳卒中を起こすリスクが高まります。放っておかずに適切な治療を受けることが大切です。医療機関に任せきりにせず、「自分の将来に関わる病気」と認識し、進んで血圧コントロールに取り組みましょう。

この本では、家庭でできるセルフケアの軸となる食事に焦点を当て、血圧の調整に効果的な食材や栄養素、調理法、食べかたのコツ等を提案しています。高血圧対策の食事というと、うす味の減塩食や肥満を防ぐ低カロリー食など「おいしくないもの」とイメージしがちですが、我慢ばかりの食事療法は長続きしません。本書で紹介している工夫を実践して、いろいろな食材をおいしく食べながら、きちんと血圧をコントロールしていきましょう。

もくじ

プロローグ　高血圧ってどんな病気？

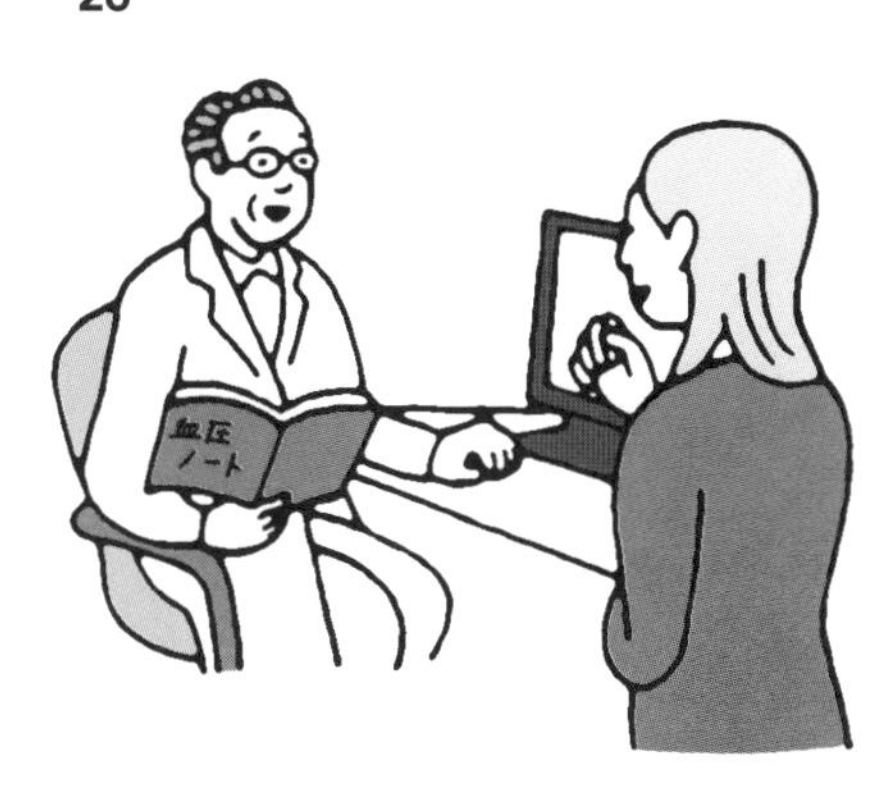

PART 1

高血圧にはコレ！血圧を下げる食事と栄養素

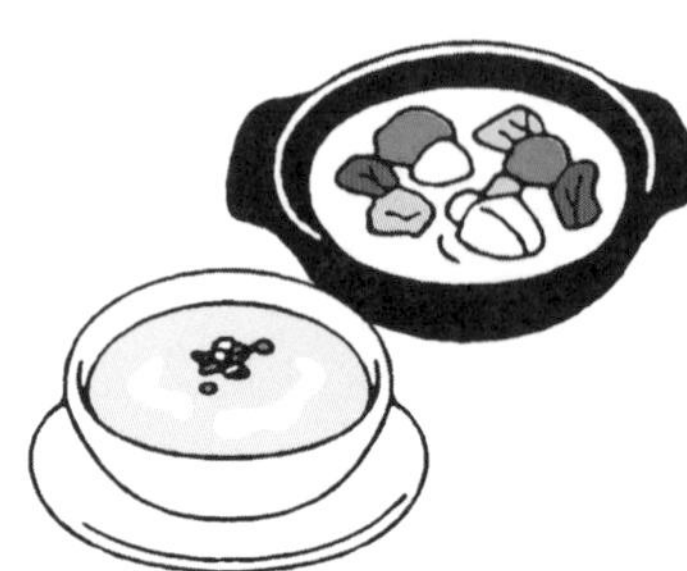

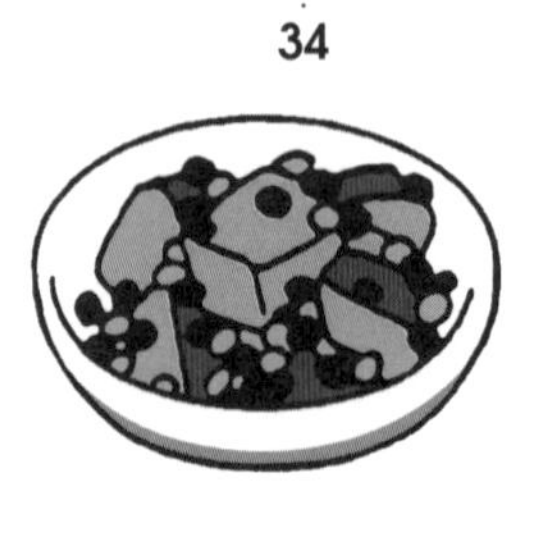

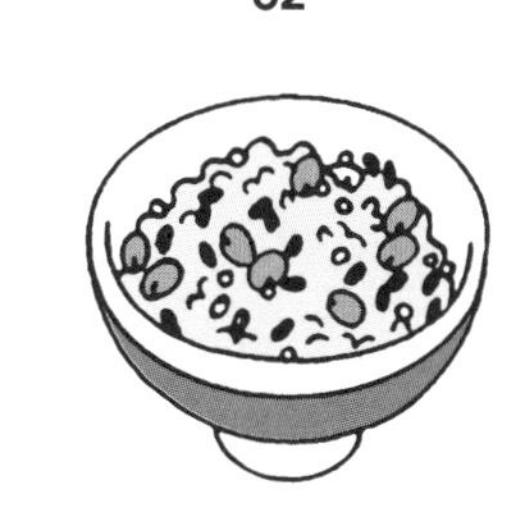

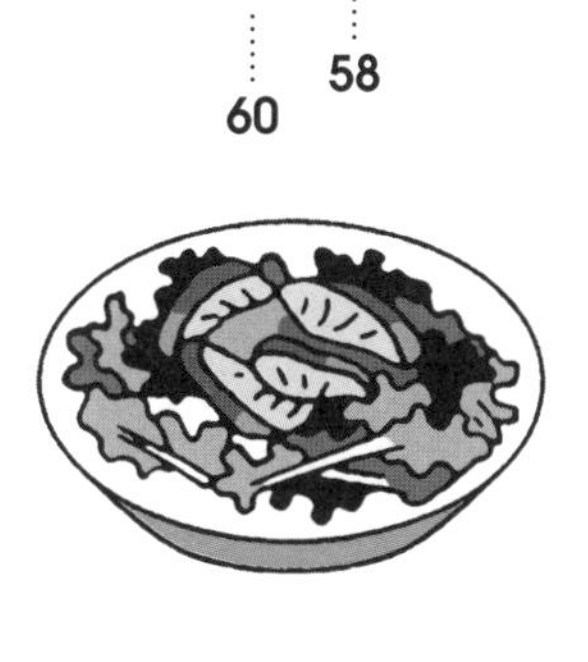

高血圧で注目したいその他の栄養素

適正量に近づけたい栄養素

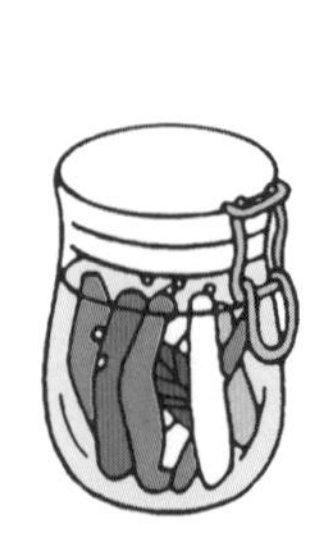
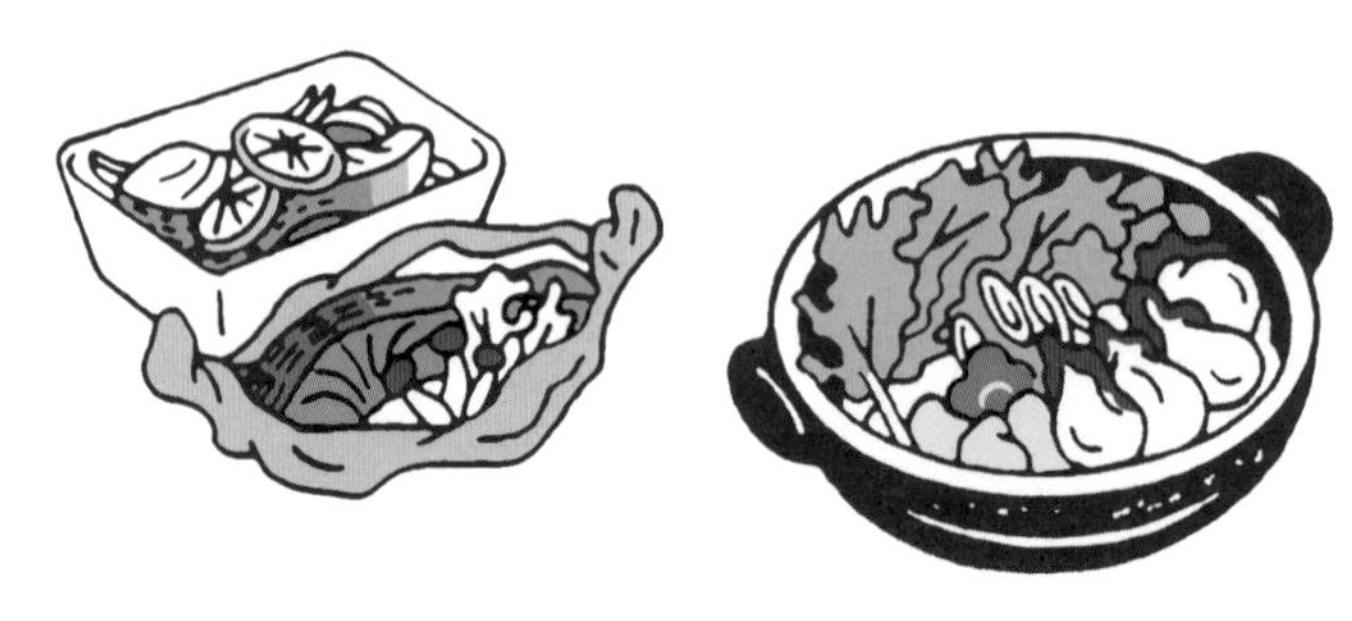

PART 2
いつもの調理法を変えて高血圧の悩みを解消

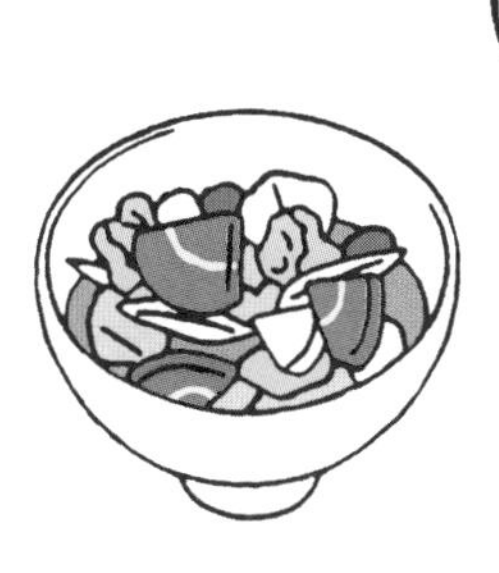

PART 3 食べかた一つで血圧が安定する

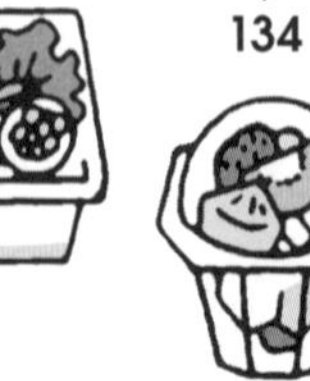
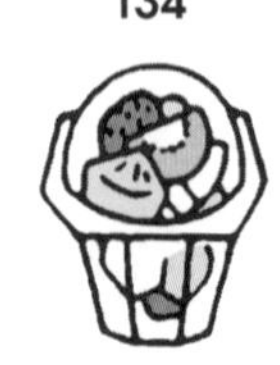

プロローグ

高血圧って どんな病気？

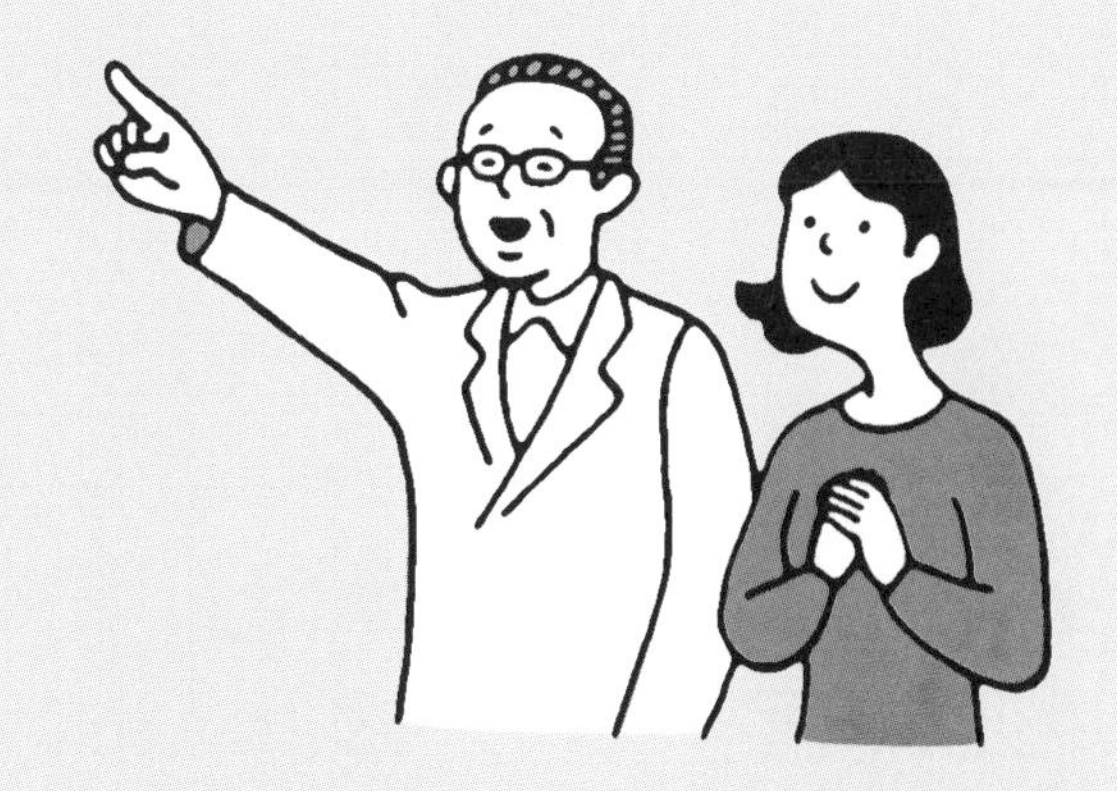

血圧が高いと、すぐに治療が必要？

〝やや高め〟でも、積極的に対策を始めよう

血圧は、心臓の動きに合わせて変わる

上の血圧（収縮期血圧）

心臓が収縮し、太い血管（大動脈）へ血液が押し出されるときの、いちばん高い血圧。

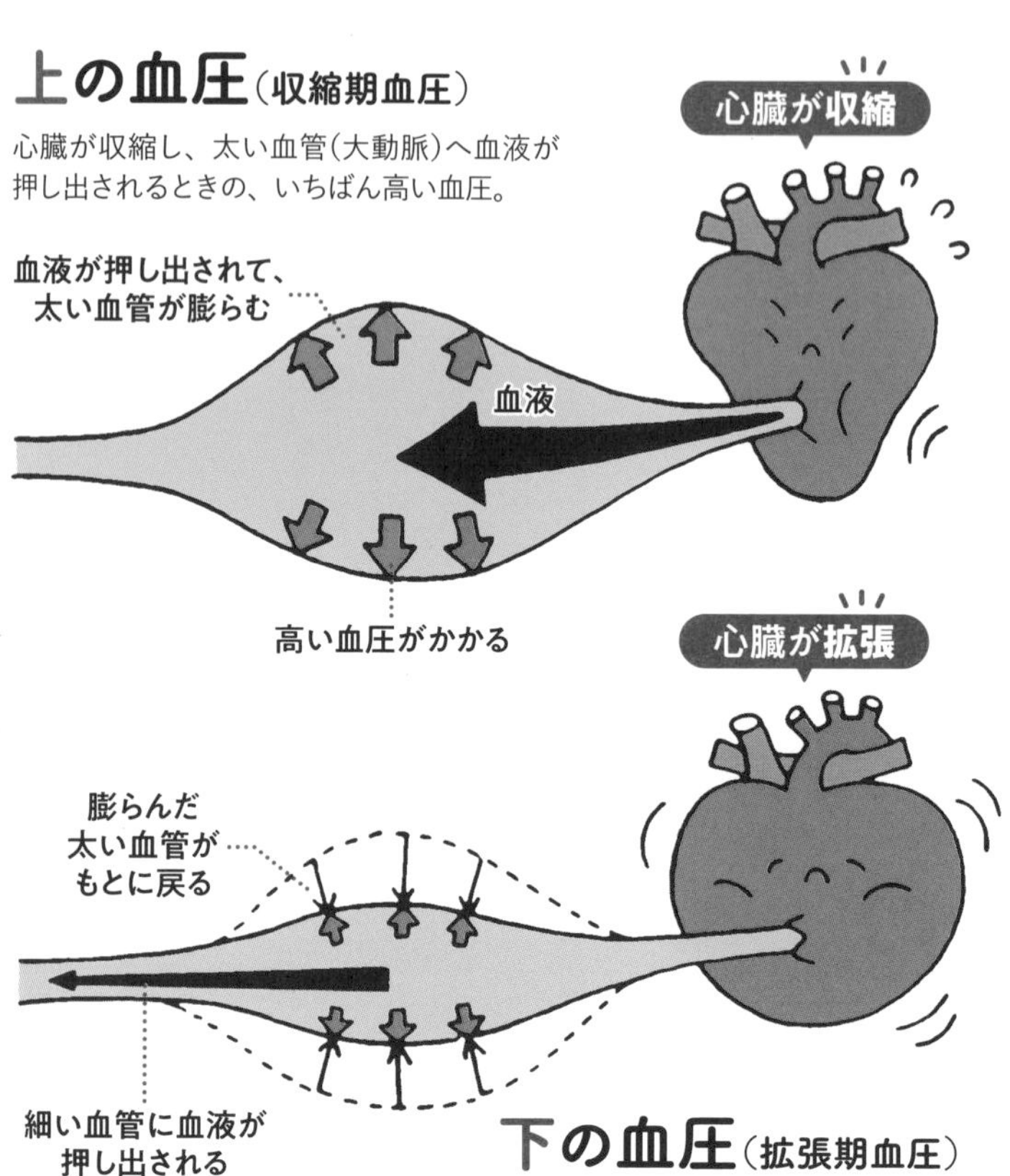

下の血圧（拡張期血圧）

心臓が拡張し、太い血管にたまった血液が細い血管（細動脈）へ押し出されるときの、いちばん低い血圧。

血液が送り出されるたび血管に圧力がかかる

私たちの心臓は、１回の収縮で約80mlの血液を大動脈へ送り出します。大動脈には弾力があり、心臓から血液が流れ込むと、グッと膨らんで受け止めます。そして心臓の拡張が始まり心臓と大動脈の間にある大動脈弁が閉じると、膨らんだ大動脈はもとに戻る力を使い、さらに先の血管へと血液を送ります。

この、**血液が全身に送られる際に血管の壁にかかる圧力**

ボーダーラインは上が140mmHg、下が90mmHg

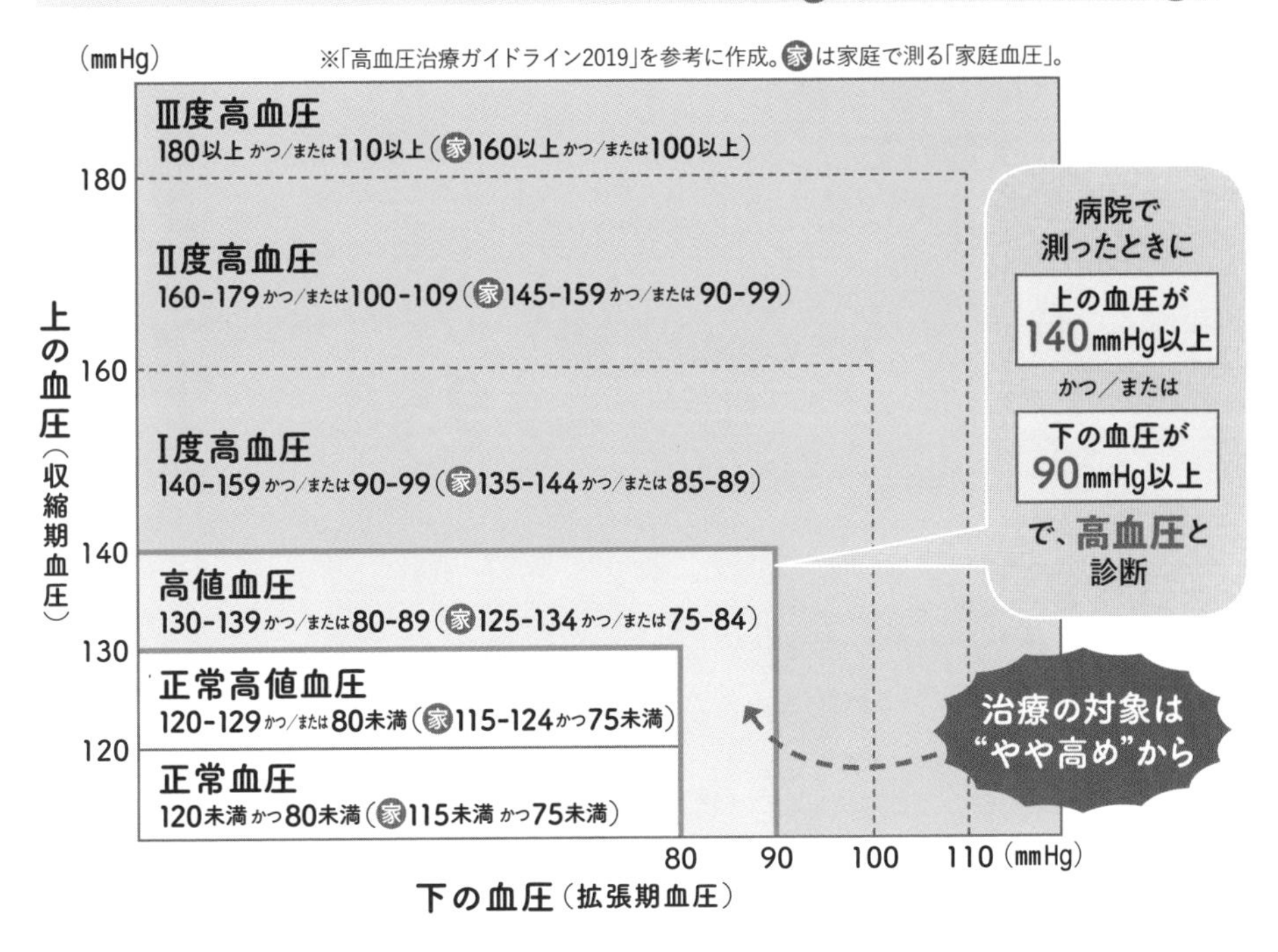

目標とする血圧の数値は…

≫75歳未満なら	≪75歳以上なら
家庭血圧125／75mmHg未満（診察室血圧130／80mmHg未満）	家庭血圧135／85mmHg未満（診察室血圧140／90mmHg未満）

原則として、上記の数値を目標に血圧コントロールに取り組む（家庭血圧についてはP20参照）。

が、「血圧」です。血圧は1日の中で大きく変動しますが、常に高い値が続く「高血圧」には注意が必要です。心臓や血管の負担が大きく、命に関わる病気を招きかねません。

高血圧の診断基準血圧は、病院で測る診察室血圧で上が140mmHg、下が90mmHgです。しかし近年では、**上が130mmHg、下が80mmHgのどちらか一方でも超えると、「高値血圧」**と分類されるようになりました。これは将来、高血圧へと移行しやすい高血圧予備軍を意味します。最近ではこの段階から血圧を下げる、あるいは上がらないようにする「血圧コントロール」を始めることがすすめられています。

どうして血圧が高くなるの？

体質や生活習慣など、要因が重なって血圧上昇

ふだんの生活に危険因子が潜んでいる

一般的に男性は40歳以降、女性は50歳以降で高血圧を発症する人が多いようです。その原因は一つに特定することが難しく、**さまざまな要因が複雑に絡み合って引き起こされています。**

このような高血圧を「本態性高血圧」といいます。一方、全体の5％未満と少数ですが、原因を特定できる高血圧は「二次性高血圧」と呼ばれます。

血圧を上げる要因は、私た

原因を特定できないケースがほとんど

さまざまな要因が絡み合って血圧が高くなる

「高血圧治療ガイドライン2019」によると、原因を一つに特定できないタイプの高血圧が、全体の約9割を占める。体質などさまざまな要因が考えられる。

特定の原因が**ない**
本態性高血圧 約95％以上

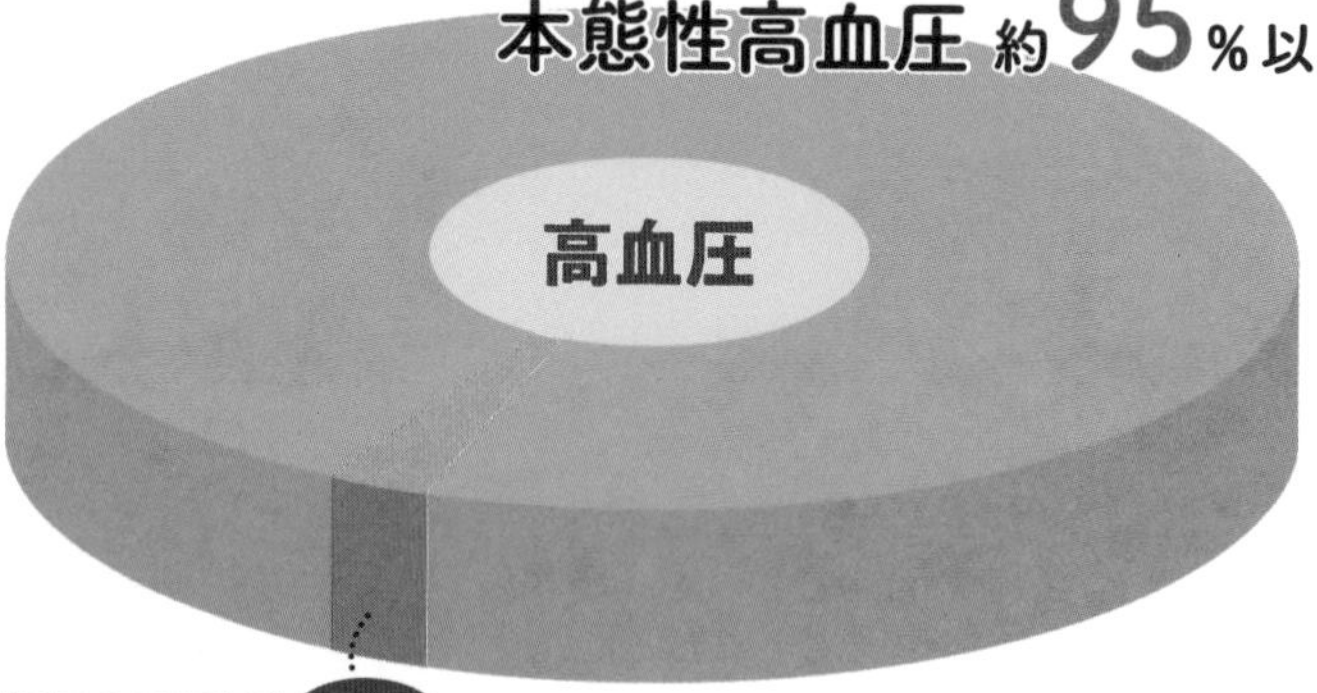

高血圧

特定の原因が**ある**
二次性高血圧 約5％未満

- 腎臓の病気
- ホルモンの分泌異常
- 睡眠時無呼吸症候群 など

身体の病気など、特定の原因で血圧が高くなる。若い人や、60歳以降に起こる急な高血圧などはこのタイプが疑われる。

血圧を上げる要因

親が高血圧

親が高血圧の場合、その子どもにも体質が遺伝して高血圧が起こりやすいといわれている。また、家族で食事内容など生活環境が似ることも影響する。

両親ともに高血圧なら50%の、どちらか一方が高血圧なら30%の確率で体質を受け継ぐといわれる

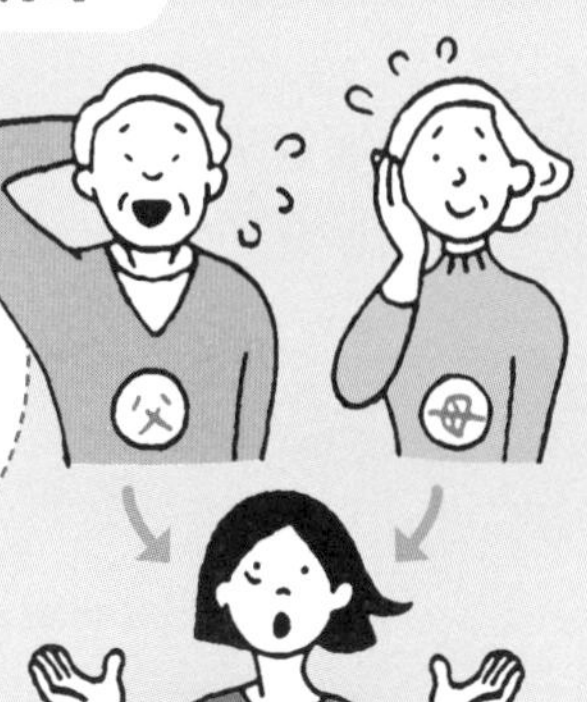

＋

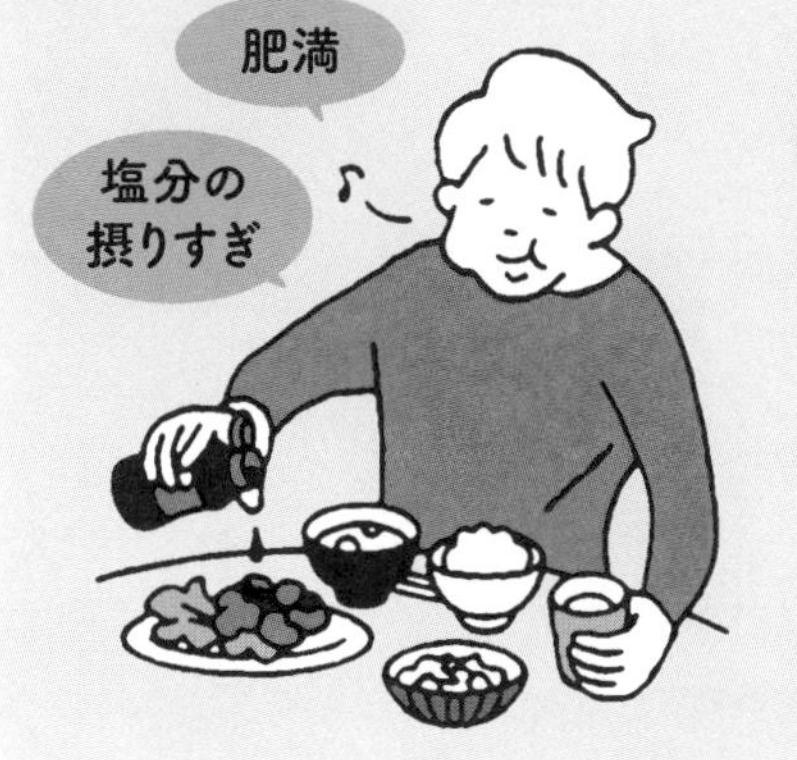

よくない生活習慣

食べすぎや運動不足による肥満や、味の濃い料理が好きで塩分を摂りすぎているなど、日々の生活習慣のひとつひとつが高血圧の要因に。

飲酒　加齢　なども影響

高血圧を引き起こす

ちの日々の生活に潜んでいます。例えば、**塩分の摂りすぎや肥満、喫煙、飲酒、ストレスなど**です。さらに親が高血圧であるなど、遺伝的な素因が加わると、高い確率で高血圧になると考えられます。

また、加齢も影響します。歳とともに血管は徐々に硬く、膨らみにくくなり、血圧が上がってしまうのです。

遺伝や加齢で仕方がないとあきらめないで

体質の遺伝や、加齢による血圧上昇は避けようがありません。しかし、血圧コントロールで大切なのはそれ以外の要因です。毎日の生活を見直せば、高血圧は改善できます。

血圧が高いままでいると、どうなる？

血管が傷つき硬くなり、重い病気を招くことも

全身の血管で動脈硬化が進む

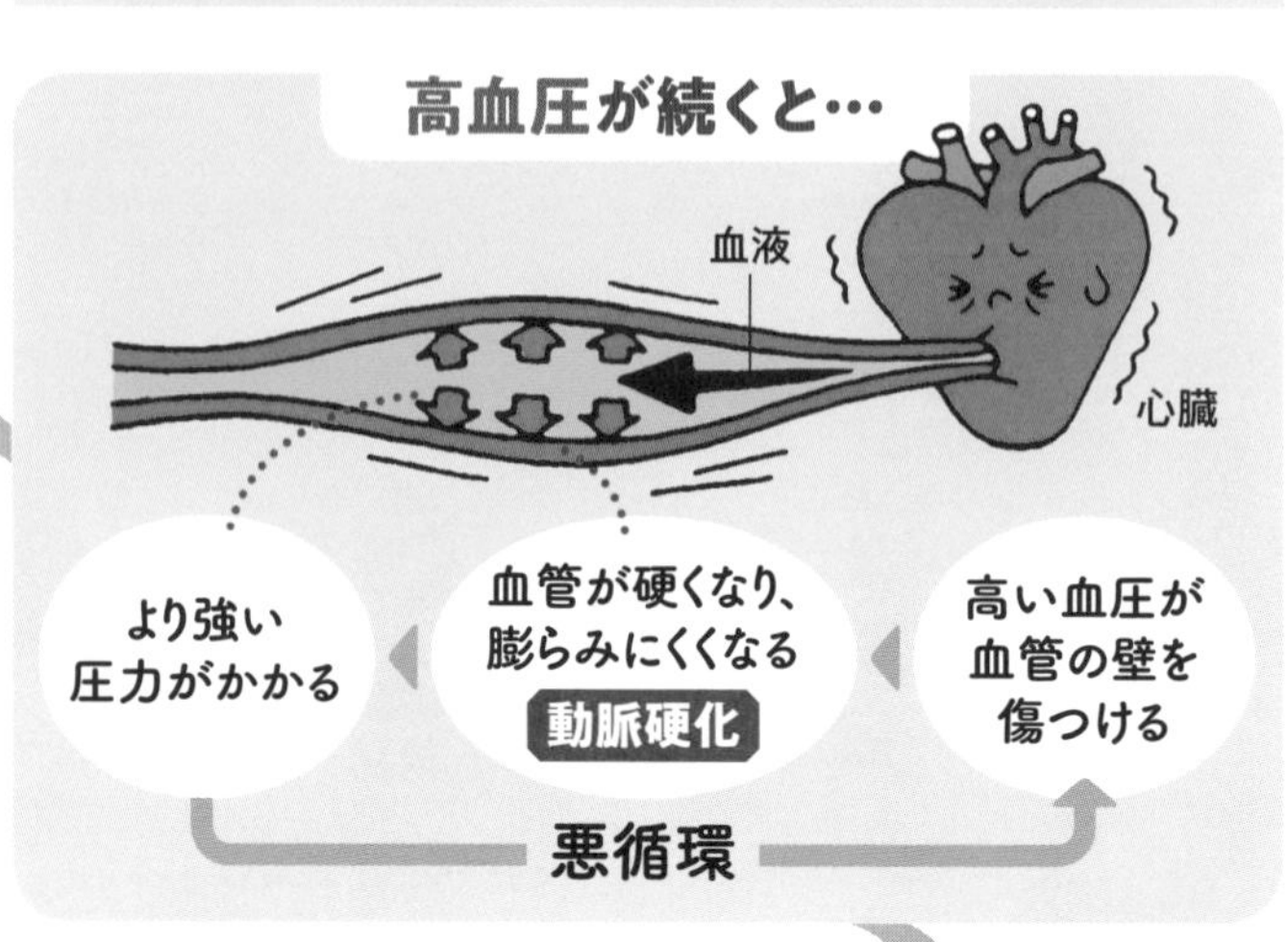

細い血管で
起こると…

目の血管なら
視力の低下、
失明など

腎臓の血管なら
腎硬化症、
腎不全など

〈細動脈硬化〉

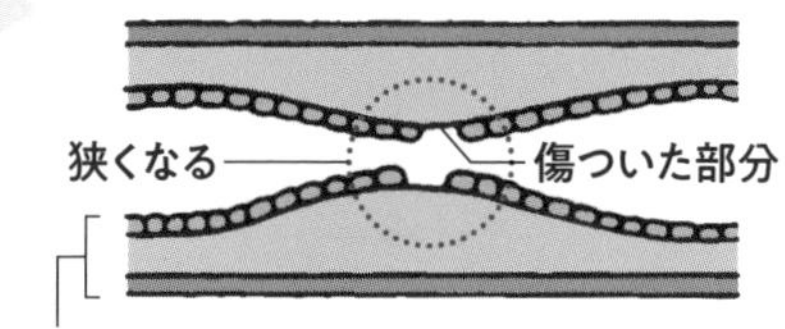

目や腎臓など、体の末梢にある細い血管（細動脈）が傷ついて厚く、硬くなり、血液が流れにくくなる。

自覚症状がないまま命に関わる病気の引き金に

高血圧を放っておくと、全身の血管で「動脈硬化」が進みます（上図参照）。**高い血圧により血管が傷ついて硬くなり、血流に悪影響が及んでさまざまな病気を招きます。**

心臓の血流が滞れば狭心症、完全に途絶えると心筋梗塞、さらに、心臓の機能全般が低下する心不全へとつながります。脳の血管が詰まる脳梗塞や、大動脈が裂ける大動脈解離なども高血圧が引き金とな

〈粥状動脈硬化〉

太い血管で起こると…

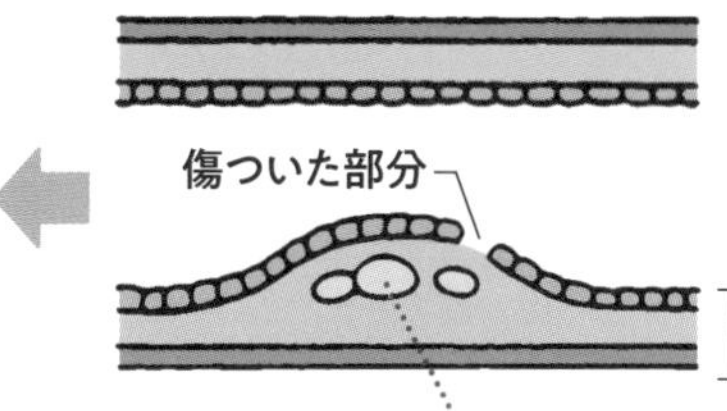

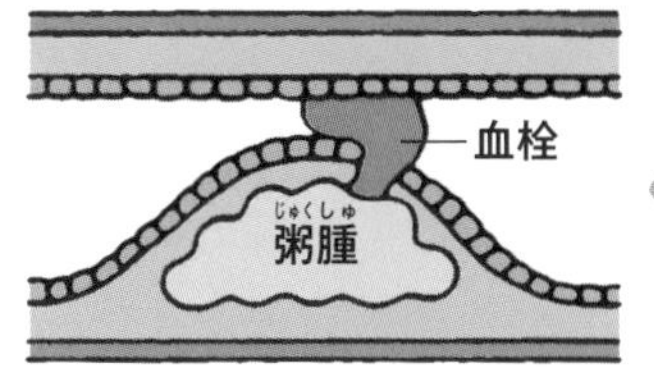

心臓や脳、体の中央を走る大動脈などの太い血管が傷つくと、そこに血液中のコレステロールが入り込んでたまり、粥腫という塊に。粥腫が破れて血栓ができ、血栓が詰まれば命に関わる。

心臓の血管なら
心筋梗塞、狭心症、心不全など

脳の血管なら
脳梗塞、脳出血、認知症など

大動脈なら
大動脈瘤、大動脈解離など

血管に負荷がかかり
血管壁が傷つくことで起こる

最悪の場合、命を落とすことも！

る病気です。いずれも無症状のまま進み、ある日突然発症して命を脅かします。高血圧が「サイレントキラー」と呼ばれるのは、このためです。

心臓が疲れ切る前に血圧管理に取り組もう

前述の病気の中でも、高血圧との関わりが深く、まず心配されるのが心不全です。

心臓は、毎日約10万回も動く働き者。**血圧が高いと常に強い力で血液を送り出さねばならず、次第にくたびれます。**力を使い果たして心不全に陥れば、少し動くだけで息が切れたり、むくみが出たりするように。そうなる前に血圧を下げることが必要なのです。

血圧を下げるにはどうすれば？

治療は「生活改善」と「薬物療法」の2本立て

食事と薬、両方からアプローチする

血圧を下げるには、**食事をはじめとする生活改善**が基本。そしてそれだけでは効果が不十分な場合や、本人の持病や既往歴を考慮して、**降圧薬の服用**が検討されます。この二つが治療の柱です。

「薬で下げられるならそれだけでよいのでは」という声もよく聞かれますが、食事療法と一緒に行うと薬の効きがよくなり、最低限の薬で済むようになります。薬物療法に食

二つは“車の両輪”のようなもの
生活改善
食事や運動など
セルフケアで
血圧を下げる
血圧管理の基本は生活改善。
食事内容や運動習慣などを
見直して、血圧を上げる要
因を取り除く。
患者
主治医
良好な血圧コントロール
薬物療法
降圧薬を使って
目標の血圧に
近づける
血圧が高い人ほど、生活改
善だけで目標値まで下げる
のは難しい。降圧薬を併用
してしっかり下げる。

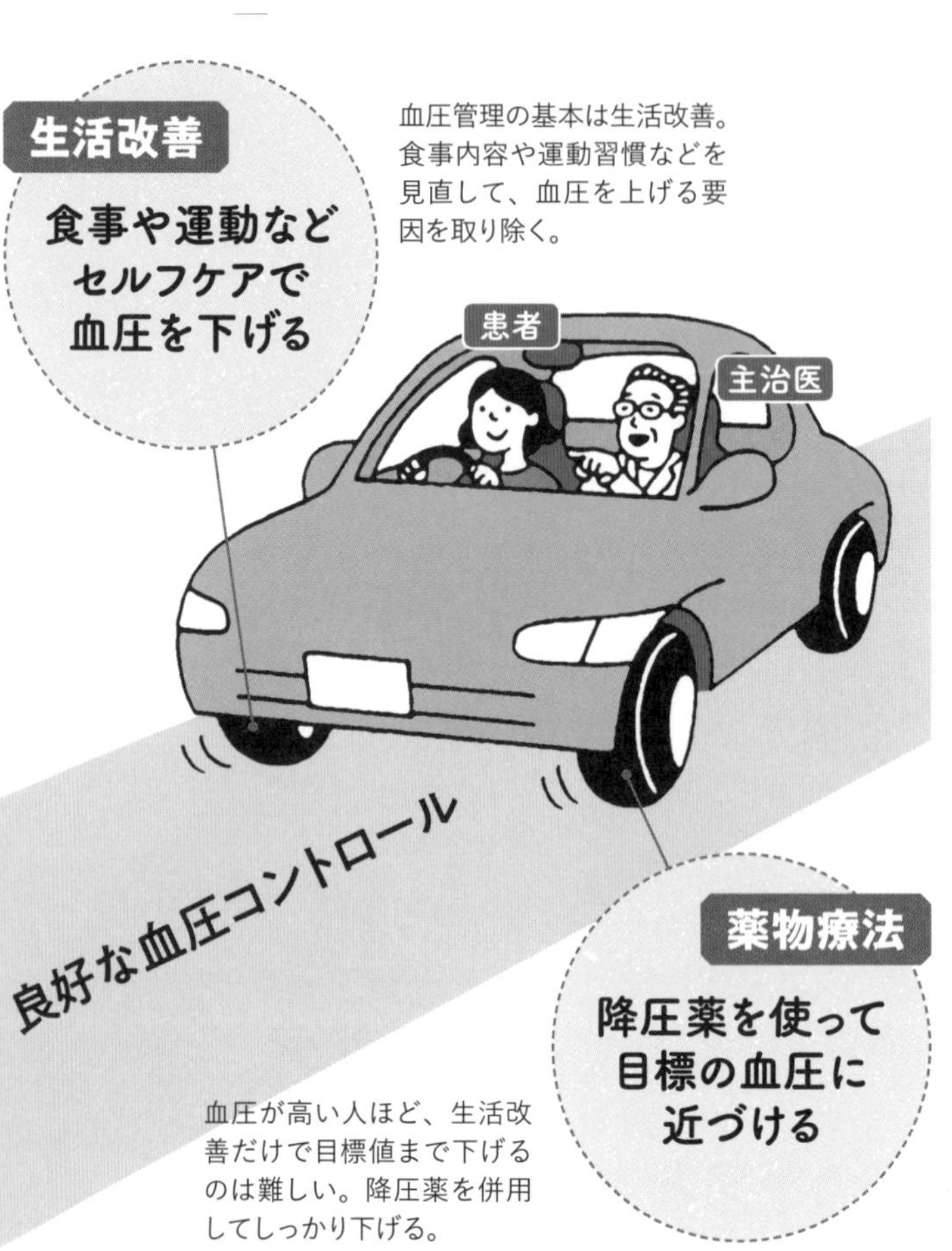

生活改善は食事療法を中心に行う

POINT 1 減塩

1日6g未満を目標に取り組む

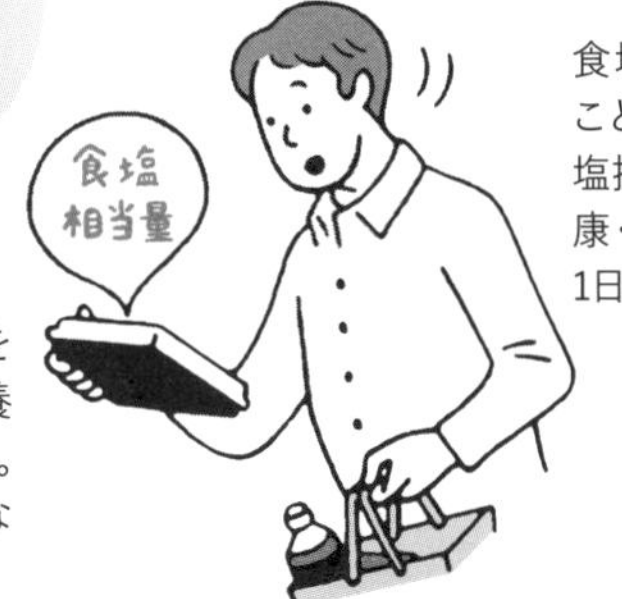

食塩の摂りすぎは血圧を上げることがわかっている。日本人の食塩摂取量は1日10g以上（「国民健康・栄養調査（令和元年）」）と多い。1日6gを目標に減塩に取り組む。

弁当や加工食品を買うときは、栄養成分表示を確認。食塩相当量の少ないものを選ぶ。

POINT 2 栄養バランス

降圧作用が期待できる食材を意識して摂る

カリウム　バナナ
カルシウム　牛乳
マグネシウム　アーモンド
など

カルシウムやマグネシウムにも降圧作用がある。

野菜や果物にはカリウムが豊富で、血圧を上げるナトリウムの排出を促す。このように、降圧作用が期待できる栄養素を含む食材を摂る。

持病がある人は主治医に相談

腎臓病があるとカリウムの摂取制限が必要な場合も。糖尿病や肥満がある人は果物の摂りすぎに注意。

▶▶ 食事療法は、P23以降で詳しく解説！

事療法は欠かせないのです。

大切なのは楽しく続けられること

食事療法が大切とはいえ、おいしい、楽しいと思えなければ長続きしません。例えば減塩。「食塩感受性」といって、食塩が血圧に及ぼす影響が強い高齢者や肥満の人ほど降圧効果が期待できます。しかし、濃い味に慣れた人が急に1日6gまで食塩摂取量を減らしても、おいしいと思えず、とても続けられません。

ひと口に減塩といっても、方法はたくさんあります。**「これなら楽しく続けられる」**と思えるものを見つけ、少しずつ取り入れてみてください。

運動習慣など、ふだんの生活を見直す

生活習慣

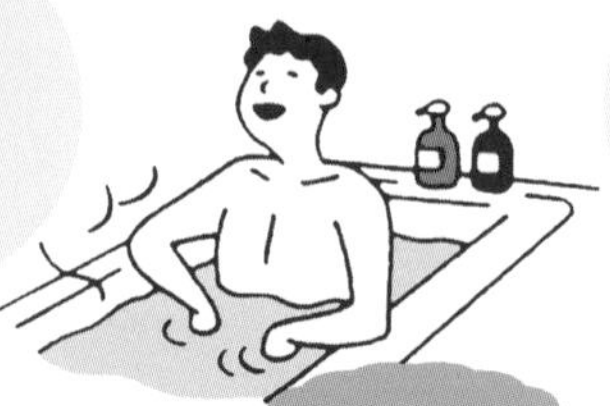

38〜40℃

禁煙・節酒はマスト。入浴はぬるめのお湯で

動脈硬化を進めるタバコはやめる。過度の飲酒は血圧を上げるため、ほどほどに。また、42℃以上の風呂は血圧の急上昇・急降下を招くことがあるので、38〜40℃前後がおすすめ。

運動

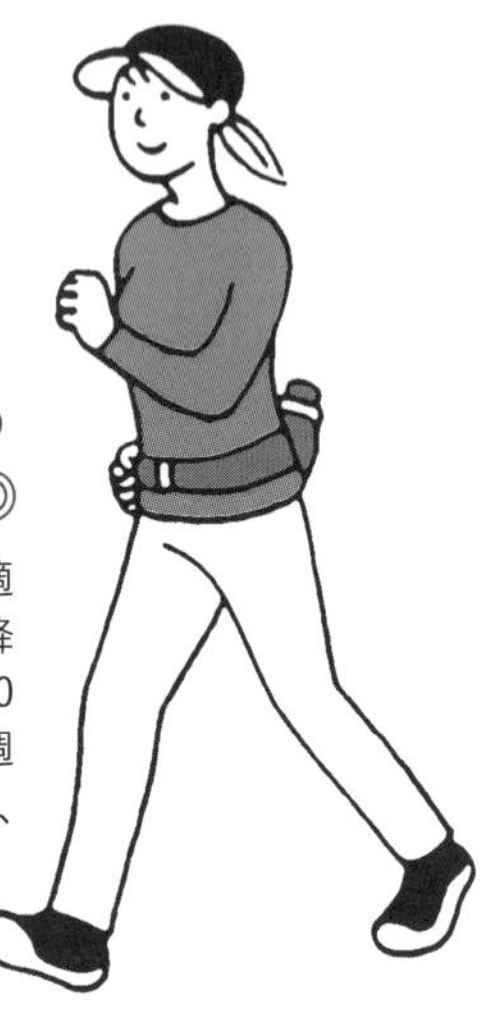

息が弾む程度のウォーキングが◎

ウォーキングなどの適度な有酸素運動には降圧効果がある。1日30分程度を週4回、1週間で合計120分前後、行うのがよい。

肥満の目安

- BMI…25以上*1
- 腹囲…
  男性 85cm以上
  女性 90cm以上

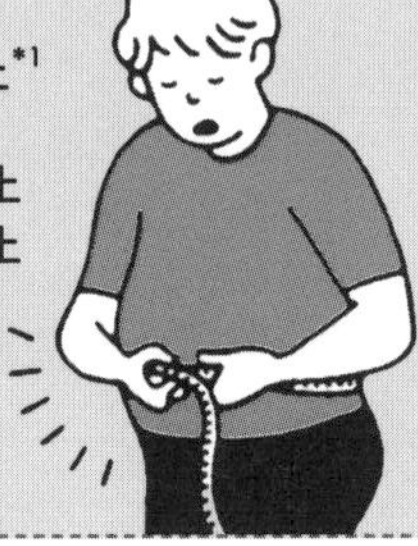

腹囲＝へその高さ

"肥満"がある人は、適正体重を目指して減量する

体重を1kg減らすと、上の血圧・下の血圧がともに1mmHg前後下がるといわれている。自分の適正体重を知り、減量に取り組もう。

身長(m)×身長(m)×22＝適正体重(kg)

例 身長174cm、体重75kgの男性なら
1.74m×1.74m×22＝約66.6kg ➡ 約8.4kg減を目指す

出典:「高血圧治療ガイドライン2019」
*1 BMI(Body Mass Index)は、体重(kg)÷身長(m)÷身長(m)で算出される体格指数。

それ以外の生活改善は上図のようなことを心がけます。また、高血圧の人は**食後や入浴中、寝起きするときなどに、血圧の変動が大きくなりがち**なので注意しましょう。

降圧薬は3種類ほど併用することが多い

薬物療法は、基本的に**1種類の降圧薬から開始して、血圧の状況に応じて徐々に量や種類を増やします**。3種類ほど併用することになる場合が少なくありません。「そんなに？」と不安に思うかもしれませんが、今扱われている降圧薬は歴史が長く、安全性が高いものばかり。立ちくらみなどが起こることはあっても、

薬物療法では、自分に合う薬が検討される

＼ 血管を拡げる ／

カルシウム拮抗薬

カルシウムが血液中から血管壁に入ると、血管が収縮する。それを阻害することで血管を拡げて血圧を下げる薬。日本で最も多く使われている。

＼ ホルモンに作用して血管を拡げる ／

ARB

血管収縮を促すアンジオテンシンが血管壁の受容体に結合するのを防ぎ血管を拡張。カルシウム拮抗薬の次によく使われる。

ACE阻害薬

血管の収縮を促すアンジオテンシンが作られるのを抑えることで、血管を拡げて血圧を下げる。心臓や腎臓を守る作用も。

＼ 塩分の排出を促す ／

利尿薬

体内のナトリウムを尿と一緒に排出し、血液量も減らすことで血圧を下げる。高齢者をはじめ、塩分の影響を受けやすい人に向く。

＼ 心臓の負担を減らす ／

β遮断薬

心拍数を減らしたり、心臓の収縮が強くなりすぎるのを抑えたりして、心臓からの血液量を減らして負担を軽くする。心臓病がある人に向く。

主にこの中から組み合わせて使う

まずは1種類を少量から＊2

▼

副作用の有無など経過を見る

▼

増量したり、使う薬の種類を増やしたりして効果を高める

＊2　β遮断薬は、最初に検討される「第一選択薬」にはならないことが多い。

まずはあれを試してみましょう！

ハイ!!

予測できない重篤な副作用が起こる可能性はまずありません。定期的に通院しながら安心して服用してください。

糖尿病や腎臓病など持病の有無も重要

　高血圧の人の中には、糖尿病や腎臓病といった持病がある人もいます。その場合は降圧薬の選択に配慮したり、血管や臓器を守るために厳格な血圧管理が必要。例えば血糖値やコレステロール値が高いと動脈硬化が加速されるため、厳格な血圧管理とともに、それらの値もきちんとコントロールしなければなりません。持病の有無は、必ず主治医に伝えましょう。

家でも血圧は測るべき？

「家庭血圧」こそ重要！毎日欠かさずチェックを

"家でも高い"のが最も危険

＼見逃されやすい／　※「高血圧治療ガイドライン2019」を参考に作成。

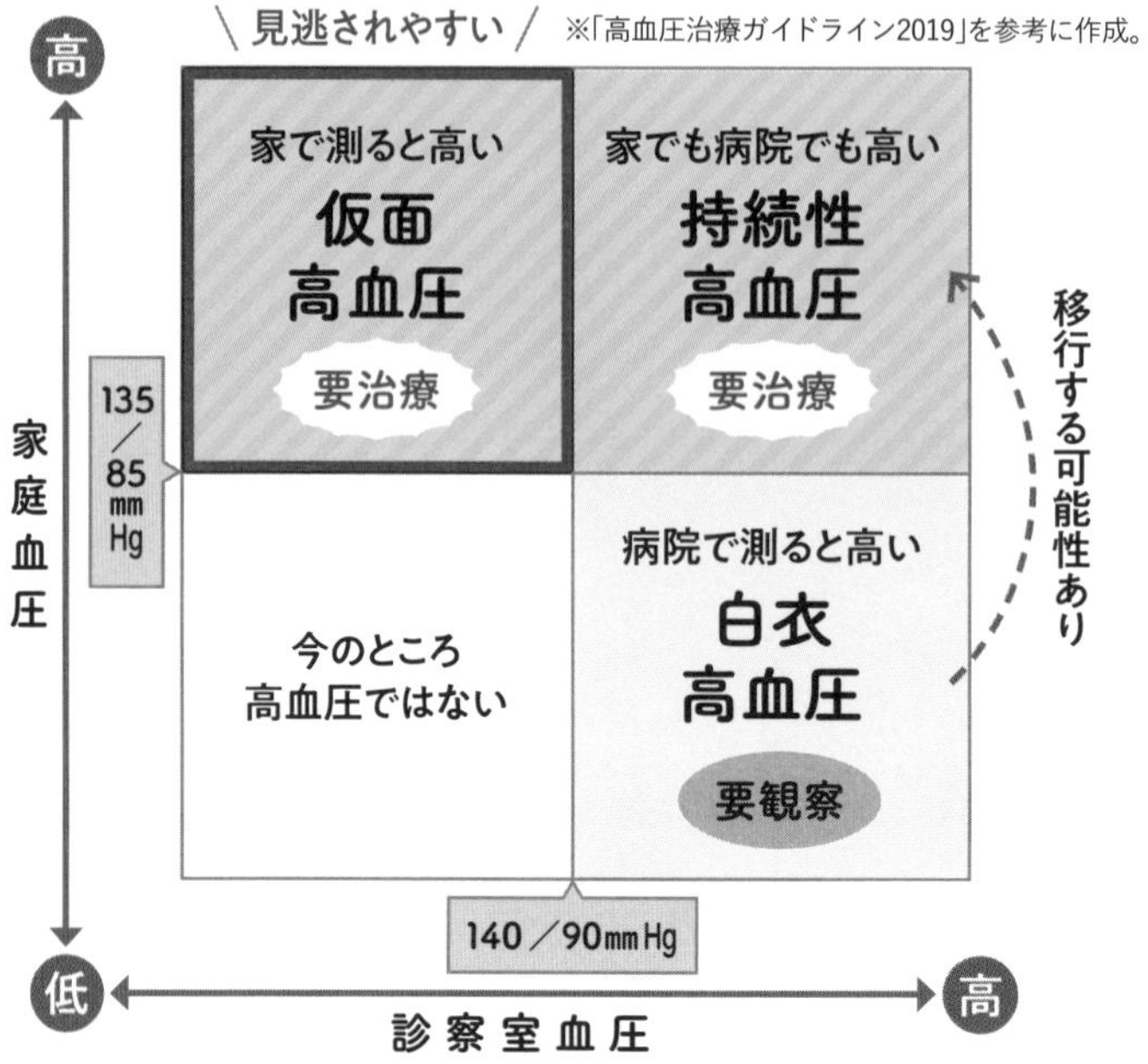

病院では"やや高め"程度だったとしても、家で測ったときに基準値オーバーなら心不全や脳卒中のリスクが高く、早急な治療が必要。

仮面高血圧を見つけるには、家庭血圧の測定が必須！

病院での測定だけでは正確な血圧がわからない

血圧をコントロールしていく傍ら、ぜひやってほしいのが家庭での血圧測定です。

血圧は日夜変動していて、健康診断や通院などでたまに測るだけでは、血圧の状況を正確に把握することはできません。特に、家で測るときだけ高い「仮面高血圧」や、家でも病院でも高く出る「持続性高血圧」は、血圧が正常な場合と比べて脳卒中や心筋梗塞のリスクが2倍以上にもな

血圧の正しい測りかたを知っておこう

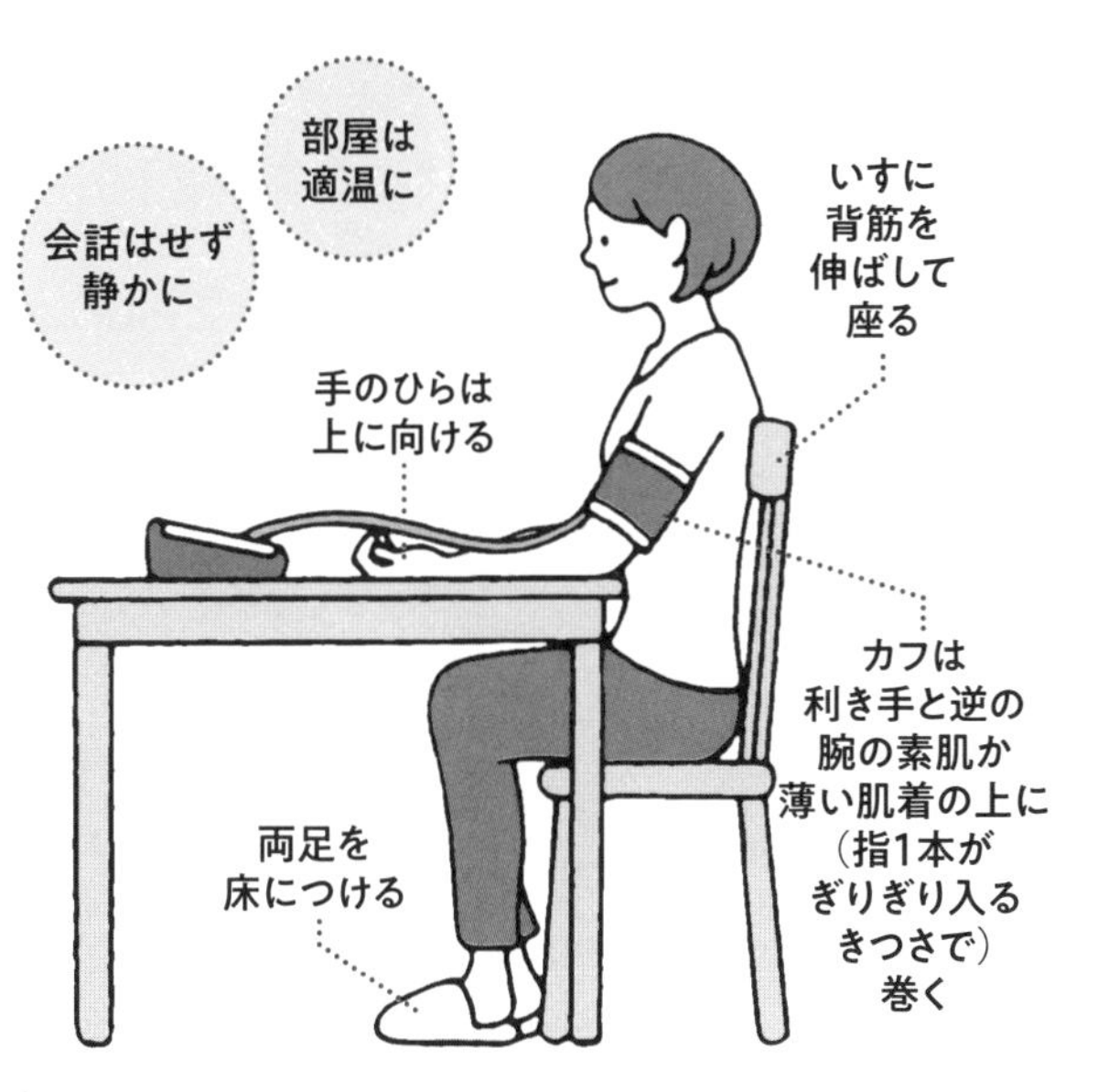

タイミング

☑ **朝と夜の1日2回**

☑ **トイレを済ませてから**

朝は起床後１時間以内に、トイレの後、食事や服薬の前に測る。夜は就寝前にトイレを済ませてから。カフェインを含む飲み物やお酒を飲んだら30分以内は避けて。

血圧計

☑ **上腕に巻くタイプを**

手首に巻くタイプは誤差が出やすい。上腕に巻くタイプにし、カフを心臓の高さに合わせて測る。

一度に2回続けて測り、すべて記録

▼

まずは1週間の平均を出す

診断や薬の効果の判定など、血圧の評価には最低でも１週間分の記録が必要。毎週平均値を出しながら、２週間、１ヵ月と続けてみよう。

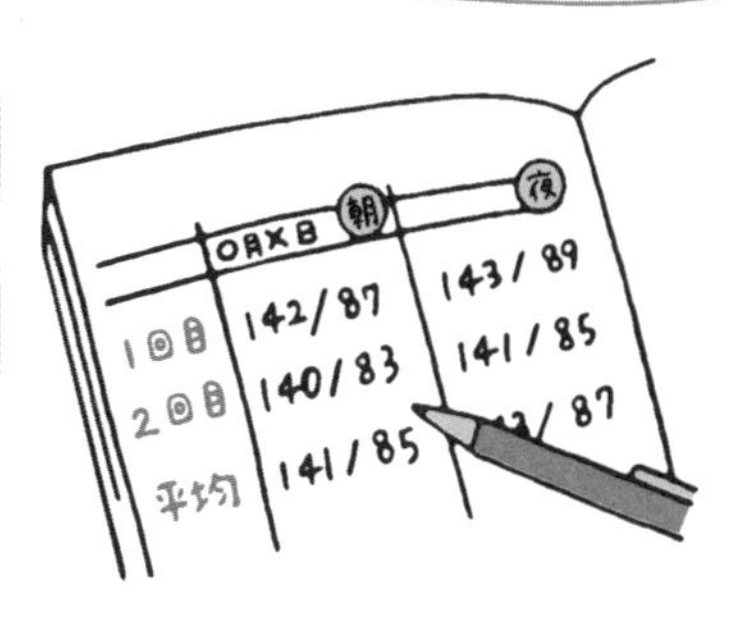

る危険な高血圧です。**どの時間帯にどの程度血圧が上がるのかを把握**したうえで、適切な治療が必要になります。

また、病院では緊張して高く出ても、家では正常という「白衣高血圧」の可能性も。自分がどのタイプかを知って血圧の管理に生かすために、家でも血圧を測りましょう。

朝と夜の1日2回。測ったら記録に残す

血圧の正しい測りかたは上図の通り。朝と就床前の1日2回、いすに座って2回続けて測ります。1回目と2回目で差が出てもOK。変動の幅を知ることも大切なので、2回とも記録してください。

血圧コントロール3つの心得

心得 1

血圧の変動に一喜一憂しない

夫婦喧嘩の後など、血圧は瞬間的に200まで上がることも。測るたびに一喜一憂せず、1ヵ月や1年前と比べてどう変わったかを見る。

心得 2

薬は味方！怖がらずに続けよう

薬は悪者にされがちだが、血圧をコントロールして病気から自分を守ってくれる強い味方。血圧が安定してきても、勝手にやめない。

心得 3

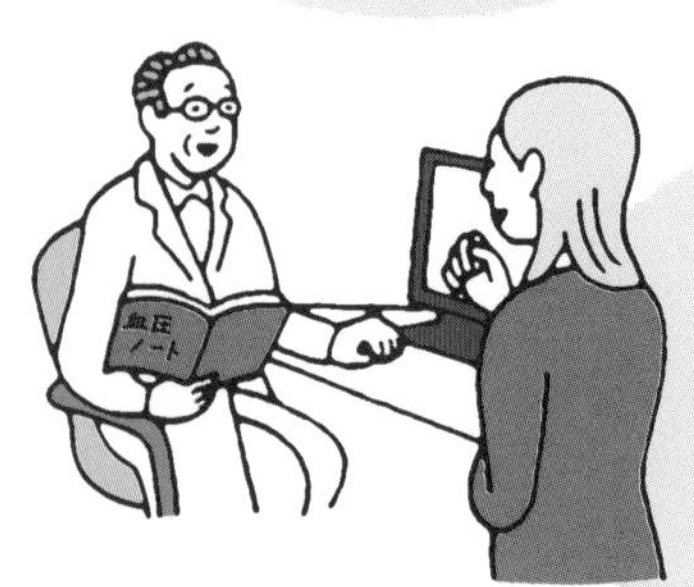

主治医や薬剤師とコミュニケーションをとる

高血圧の治療は、医療機関とチームになって進めることが大切。主治医には相談しやすい先生を選び、積極的に働きかけよう。薬の副作用で気になることは薬剤師に相談を。

良好な血圧コントロール

脳心血管病の予防 & QOLの向上

10年先を見据えて血圧を管理していこう

高血圧は、今はなんともないからと治療が惰性的になりがちです。しかし今何もしなければ、何年か後には、高確率で心不全や脳卒中などの脳心血管病が起こります。一度心不全になってしまうと、心臓の機能を完全にもとに戻すことは難しく、QOL*は確実に下がります。

治療の目的は、**血圧を管理して病気を遠ざけ、QOLが高いまま人生を楽しむ**ことです。高血圧を自分の将来に関わる病気だと思い、知識を持って、進んで血圧コントロールに取り組んでいきましょう。

※QOL（Quality Of Life）＝生活の質。

PART 1

高血圧にはコレ！血圧を下げる食事と栄養素

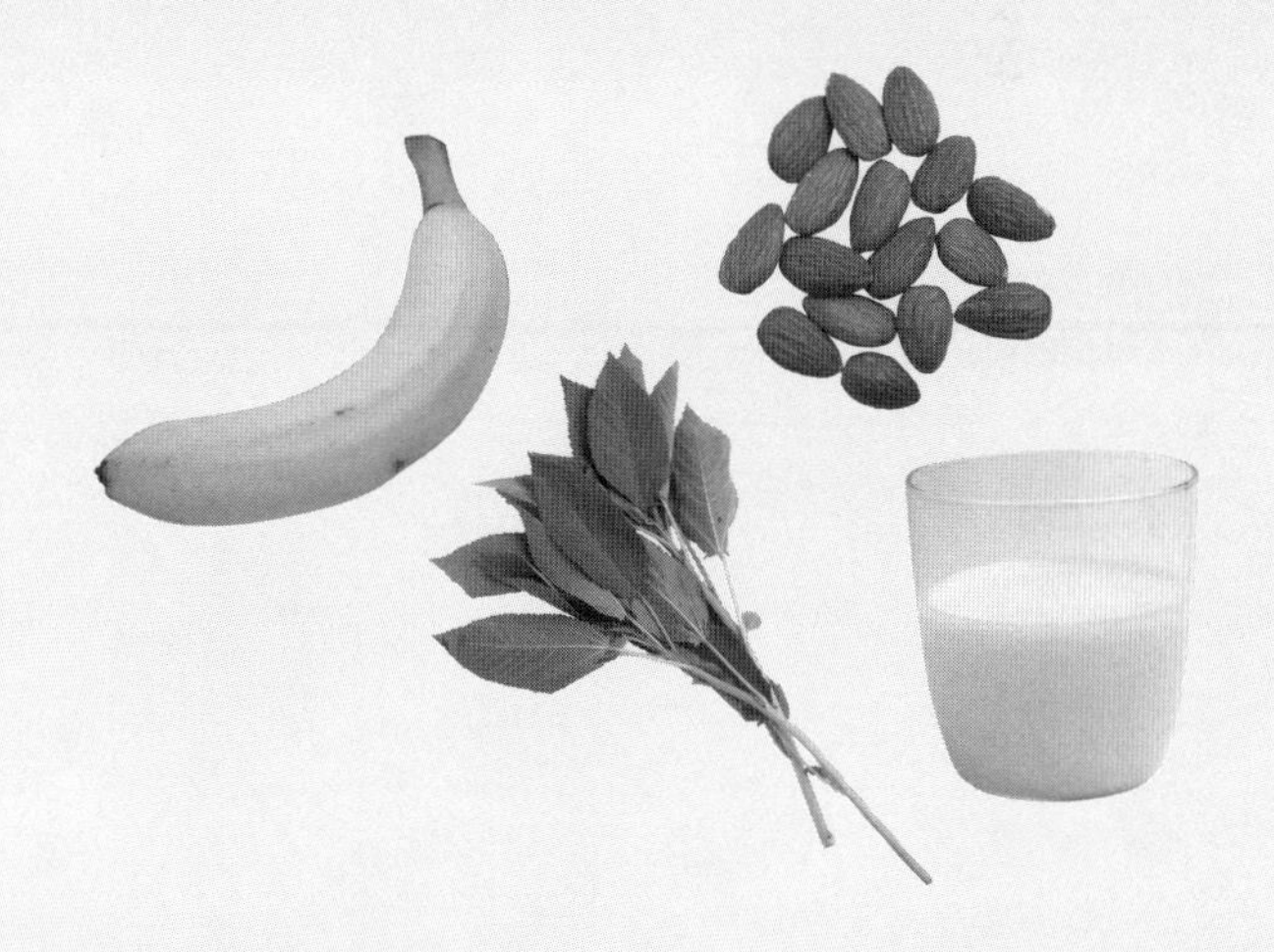

高血圧によい食品を〝今より食べる〟が基本

高血圧対策の食事は、とてもシンプル。厳密な栄養バランスやカロリー計算はほとんど必要ありません。血圧を下げるものを多く食べて、上げるものを控える。これだけでOKです。

今現在の食事を基準として、よいものを増やし、悪いものを減らす

高血圧の食事法のベースとなるのが、アメリカで調査・研究された「DASH食」（下記参照）です。DASH食のポイントは二つ。一つは、**ナトリウムを排出するミネラル（カルシウム、カリウム、マグネシウム）や食物繊維を含む食材を積極的に摂ること**。もう一つは、**血圧上昇につながる飽和脂肪酸を減らす**ことです。「今を基準に増やそう、減らそう」という方法なので、今日から始められます。日本人は食塩摂取量が多いので、**DASH食と減塩との合わせ技**が基本となります。そのほかにも、健康な血管作りに必要な栄養素や、高血圧のリスクとなる栄養素などを念頭に、工夫して食べましょう。

なお、腎臓病や腎機能に障害がある場合は、カリウムやマグネシウム、たんぱく質の摂取制限が必要になることがあるため、摂取量は医師に相談してください。

DASH食とは

アメリカの研究で降圧効果が確認された食事方法

Dietary Approaches to Stop Hypertension（高血圧を防ぐ食事方法）の略語。アメリカのいくつかの大学が共同で調査・研究し、野菜や果物、低脂肪乳製品を増やし、肉・脂肪を減らす食事を2ヵ月続けることで、中等度の高血圧症患者で血圧降下が確認された。

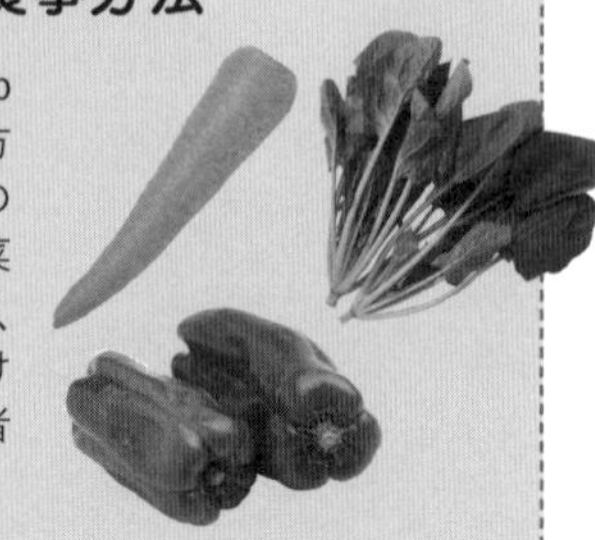

高血圧や生活習慣病に効く栄養素を摂り、食塩、飽和脂肪酸を減らす

食事のポイントとなる栄養素

今より増やす

高血圧に効く4大栄養素

カリウム

過剰なナトリウムを体外に排出する働きがある。野菜や果物から摂るのが効果的。

- 野菜、いも類、果物、海藻類、ナッツ類 など

P34 - 39

カルシウム

不足すると骨から体内に補給され血管収縮を招く。慢性的に不足しがちなので積極的に摂る。

- 乳製品、野菜、果物、大豆製品、小魚 など

P26 - 33

食物繊維

過剰なナトリウムの排出を促す。便秘をきっかけとする高血圧の急上昇を防ぐ効果も。

- 野菜、海藻類、果物、雑穀 など

P48 - 53

マグネシウム

カルシウムと拮抗して働き、必要以上の血管収縮を抑え、血管をの拡張を促す。

- 大豆製品、野菜、海藻類、ナッツ類 など

P40 - 47

単独より組み合わせて効果大！

高血圧で注目したいその他の栄養素

血管を丈夫にしたり血圧調整効果が期待できるもの、肥満や動脈硬化を防ぐ効果が期待できるものなど、血圧が高い人が注目すべき栄養素。

- アルギン酸やビタミンB群、タウリン など

P54 - 83

今より減らす

食塩

過剰なナトリウムは高血圧を招く。多くの人は塩分過多なので減塩は必須。

P84 - 85

飽和脂肪酸

動物性脂肪に多い。摂りすぎは高血圧をはじめとする生活習慣病の要因に。

P86-87

【この栄養素にも注意！】

カルシウムを排出する栄養素（シュウ酸やフィチン酸、カフェインなど）の摂りすぎにも注意する。

【高血圧によい4大栄養素——カルシウム】

きのこのクリームシチューで高血圧を改善

日本人の慢性的なカルシウム不足は、実は血圧を上げる要因の一つ。血圧を下げるには、積極的に摂りたいものです。

コレに注目！

低脂肪乳

カルシウム 260mg/コップ1杯（200ml）

低脂肪乳ならコップ1杯 1日あと200mgのカルシウムで降圧

カルシウムは、**心臓や血管の働きに関わる大切な栄養素**。不足すると身体は危機を感じ、副甲状腺ホルモンが増えて、骨や歯に蓄えられていたカルシウムが体内に補給されます。この副甲状腺ホルモンには、血圧の上昇を招く作用があるため、食事などでカルシウムをしっかり摂ることが大切です。

「日本人の食事摂取基準（2020年版）」によると、50〜64歳の1日当たりの推奨量は、男性は737mg、女性では667mgです。しかし、「国民健康・栄養調査（令和元年）」によると、実際の摂取量の平均値は男性では517mg、女性では494mg。**あと200mg程度を補う**ことを意識しましょう。

乳製品は摂取効率がいい

＼ あと200mg摂るための目安 ／

低脂肪乳 コップ1杯（200ml）

ごま 大さじ2.5杯（17g）

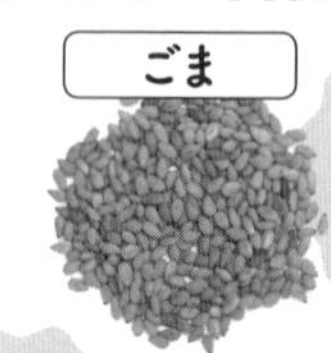

ほうれん草 2束（400g）

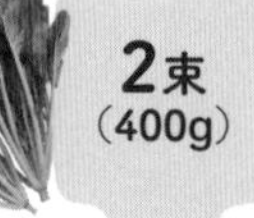

乳製品はカルシウムの吸収率が高く、1食でたくさん摂取することができる。

サケやきのこと一緒に摂ると カルシウムの吸収率が上がる

ビタミンDが豊富な食材と合わせて

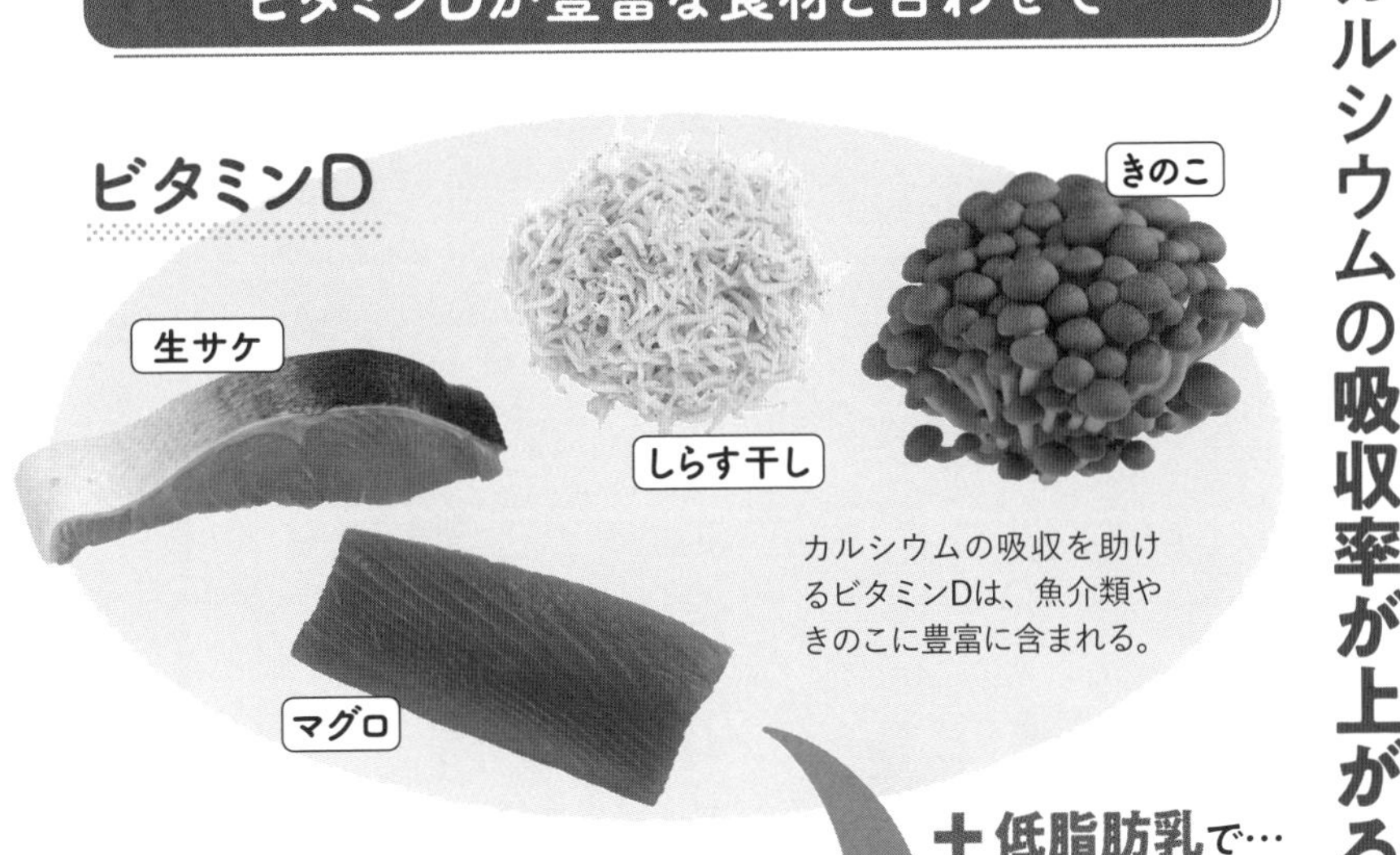

カルシウムの吸収を助けるビタミンDは、魚介類やきのこに豊富に含まれる。

＋低脂肪乳で…

- **サケときのこのクリームシチュー**
- **まいたけのビシソワーズ**

シチューに入れるほか、きのこを煮てミキサーにかけ、低脂肪乳と合わせてビシソワーズにしても。

調理メモ

レモンと合わせてラッシーにしても

クエン酸もカルシウムの吸収を高める。低脂肪乳にレモン汁を混ぜた、とろみのあるラッシー風のドリンクもおすすめ。

カルシウムは**乳製品のほか、大豆製品や小魚、海藻類、野菜、果物**などさまざまな食品に含まれますが、吸収率がそれぞれ異なります。

カルシウムの**吸収率が高いのは、乳製品**。特に脱脂粉乳などを加えた低脂肪乳なら、カルシウムやたんぱく質が牛乳より豊富、かつ脂肪分は少なく、肥満がある人も安心です。

ただし、カルシウムはもともと体内での吸収率が高くないため、**カルシウムの吸収を助けるビタミンDを一緒に摂る**のがおすすめです。

ビタミンDは、魚介類やきのこに豊富に含まれています。例えば、低脂肪乳を使ってサケやきのこのシチューやスープにするなど、カルシウムとビタミンDが豊富な食材を、2種類以上組み合わせて食べるとよいでしょう。

※骨粗鬆症(こつそしょうしょう)の治療薬などでビタミンDを服用している場合、カルシウムのサプリメントと併用すると尿路結石のリスクが増すことがあります。カルシウムはなるべく食品から摂りましょう。

【高血圧によい4大栄養素――カルシウム】

豆腐とナッツの和え衣で二乗、三乗の降圧効果が

カルシウムは、大豆製品にも豊富に含まれています。さらに、マグネシウムと組み合わせることで効果が高まります。

コレに注目！

豆腐

カルシウム 225mg/1丁（300g）

豆腐とナッツを組み合わせると、血圧を下げる相乗効果が期待できる

降圧効果が期待できるカルシウムは、豆腐などの大豆製品にも豊富。

カルシウムは、**単独で摂るよりも他のミネラルと一緒に摂ることで、血圧を下げる相乗効果**が期待できます。マグネシウムたっぷりのごまやナッツと合わせた和え衣がおすすめ。ミネラルが豊富な野菜や果物を和えるとさらに効果大です。

野菜を和えてさらに降圧

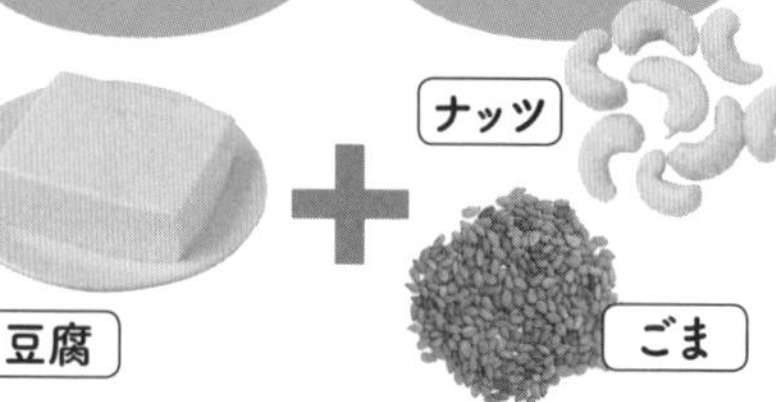

相乗効果で血圧を下げる

＋

野菜や果物

カリウムや食物繊維など高血圧に効く栄養素を含む食材。

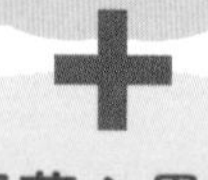

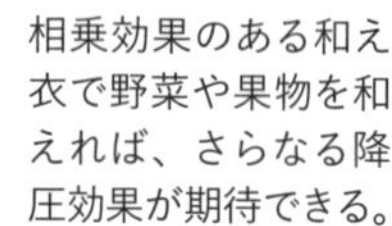

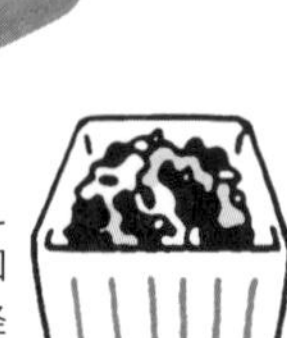

相乗効果のある和え衣で野菜や果物を和えれば、さらなる降圧効果が期待できる。

さまざまな加工品を利用して大豆のカルシウムを効率よく摂取

大豆を使った加工品には、豆腐のほかに、納豆（P40）や豆乳（P58）、おから、きな粉、ゆばなど、さまざまなものがあります。

いずれも原料である大豆の栄養素を受け継ぎ、**カルシウムだけでなく、大豆たんぱくやポリフェノールなど、高血圧の改善に効果的な栄養素が豊富**に含まれています。大豆に比べて消化がよく、アレンジがききます。それぞれの加工品の特徴を生かして、煮物や和え物、サラダのほか、スープや飲み物などいろいろな料理に取り入れてみましょう。

さらに、右ページの「豆腐とナッツの和え衣」のように、ミネラルや食物繊維が豊富な食材〈カリウムたっぷりの果物（P34）やマグネシウムが豊富な海藻類（P42）、食物繊維が多い野菜類（P48）など〉を意識して組み合わせると、降圧効果が高まります。

種類豊富な加工品を利用

木綿豆腐

- 肉豆腐
- 豆腐ステーキ

など

カルシウム 93mg/100g

絹豆腐より水分が少なく、重量当たりの栄養価が高い。煮物なら煮汁はしっかり減塩を。

おから

- おから煮
- おからのポテトサラダ風 など

カルシウム 81mg/100g

調理に使う前に乾煎り（からいり）することで味がしみやすくなり、少ない調味料でおいしく仕上がる。

きな粉

- きな粉ミルク
- きな粉和え

など

カルシウム 160mg/100g

牛乳やヨーグルトに混ぜたり、だしやしょうゆ少々、すりごまと合わせて和え衣にも。

ゆば

- ゆばと小松菜のおひたし
- ゆば入り豆乳スープ など

カルシウム 90mg/100g

豆乳を加熱したときにできる皮膜部分。やさしい風味と食感で、和え物やスープの具に。

調理メモ

油揚げや厚揚げは油抜きして使用

油を使った加工品は高エネルギー。使用量が多いときは、熱湯をかけたり、一度ゆでたりすることで、油を約10～25%カットでき、肥満対策にも。

【高血圧によい4大栄養素――カルシウム】

キウイのグリーンサラダで果物のカルシウムを摂取

カルシウムは果物にも豊富です。果物は生でも食べることができて献立に足しやすいので、積極的に利用しましょう。

コレに注目！

キウイ

カルシウム 20.8mg/1個（80g）

果物の甘みは血糖値を上げにくい。積極的に取り入れてOK

カルシウムが豊富な食材といえば乳製品や小魚が有名ですが、実は果物にもカルシウムが含まれています。

果物は甘いので、肥満を避けるためには控えたほうがいいとされがちですが、果物の甘みに多い**「果糖」は、砂糖の成分である「ショ糖」に比べて血糖値を上げにくい**という特徴があります。

果物の種類によってはショ糖の多いものもありますが、**高血圧に効果的なミネラルや食物繊維が含まれる**ものが多く、総合的な栄養価を考えると積極的に食生活に取り入れてよい食材といえます。食べすぎに注意しながら（1日当たり自分の握りこぶし2つ分くらいをイメージ）、取り入れるといいでしょう。

果物はより甘く感じやすい

果糖
果物
などに含まれる
甘味度
1.2〜1.5
ショ糖
甘味度
1.0
砂糖
の成分

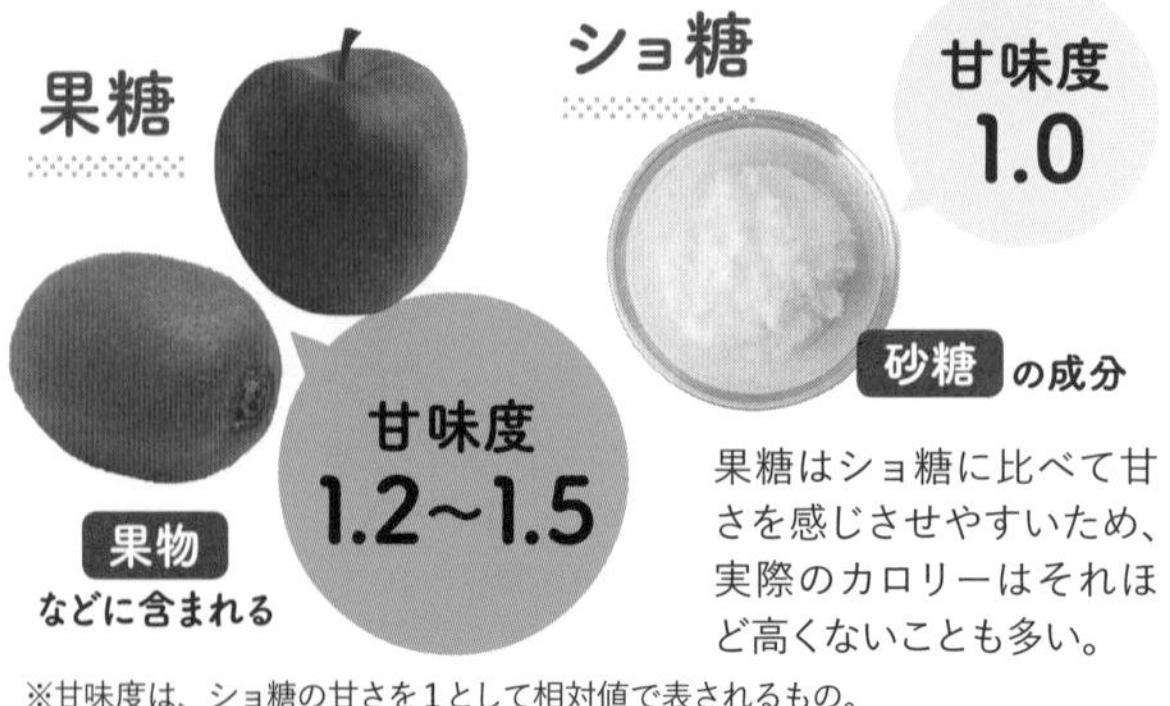

果糖はショ糖に比べて甘さを感じさせやすいため、実際のカロリーはそれほど高くないことも多い。

※甘味度は、ショ糖の甘さを1として相対値で表されるもの。
※数値は足立香代子調べ。

ミネラルを含む野菜と合わせてカルシウムを効果的に摂取

キウイの酸味でサラダがおいしくなる

カルシウムを摂りやすい果物

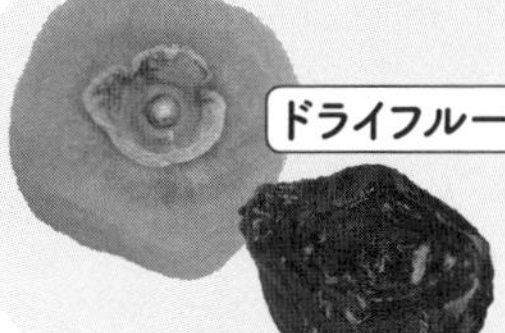

いちご

ドライフルーツ

干し柿やプルーンもカルシウムが豊富。

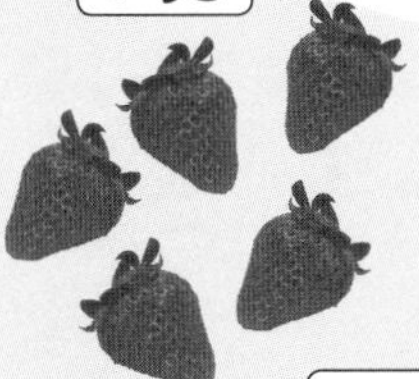

＼おすすめ／

キウイ

高血圧対策に効果的な、食物繊維やビタミンCも豊富に含まれている。

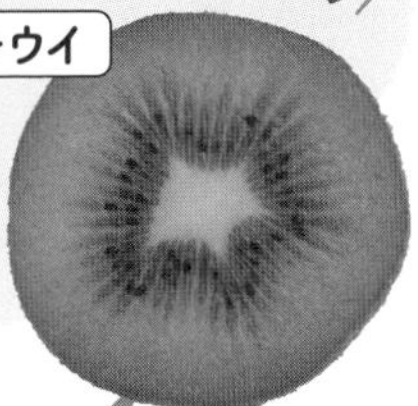

酸味を利用して…

生で摂りやすい野菜

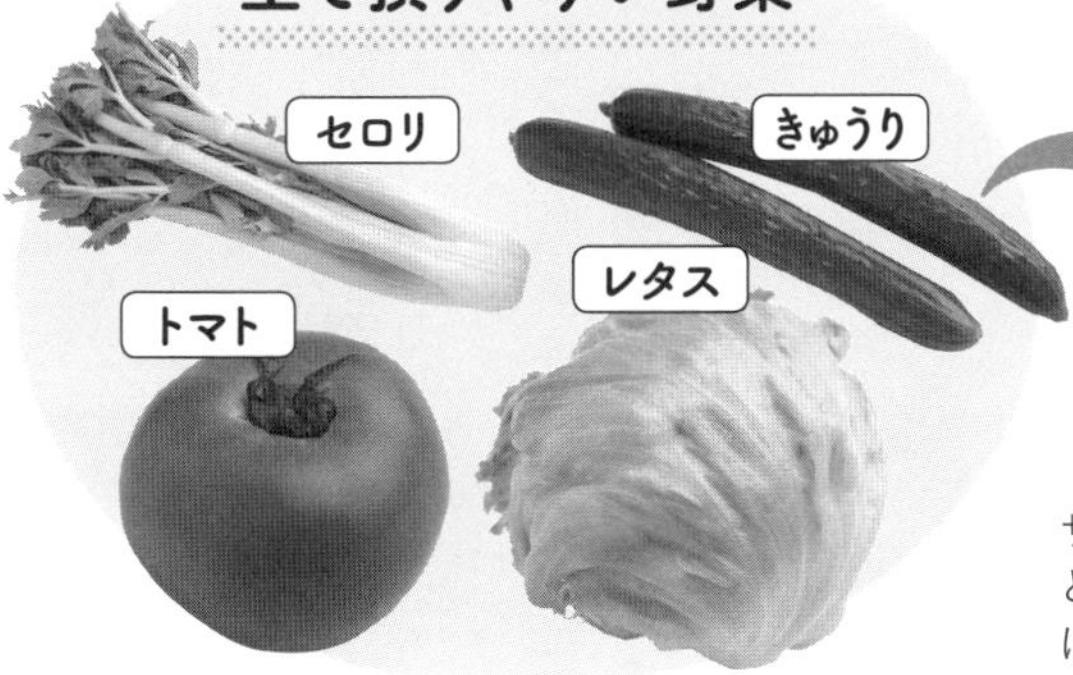

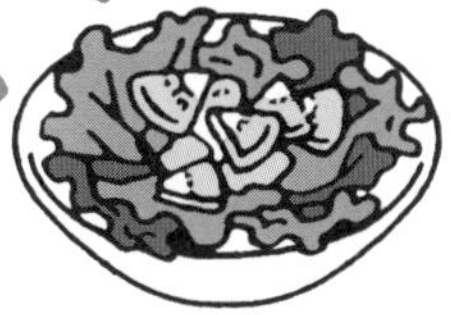

セロリ

きゅうり

トマト

レタス

キウイのグリーンサラダ

サラダにキウイをのせ、オリーブオイルと塩少々をかけて和える。酸味と甘みがほどよくドレッシング代わりに。

カルシウムを摂るのにおすすめの果物は、キウイ。緑肉種（グリーンキウイ）と黄肉種（ゴールドキウイ）があり、特に緑肉腫にカルシウムが多く、**ナトリウムの排出を促す食物繊維や、抗酸化作用を持つビタミンも豊富**です。安価で手に入りやすいのもポイントです。

そのまま食べるほか、甘酸っぱさを生かして料理に使う方法も。カルシウムはそれ単独よりもほかのミネラルと合わせて摂ると栄養効率が高まるため、**ミネラルを含む野菜と合わせたサラダ**にするとよいでしょう。グリーンキウイの酸味と甘味でおいしくいただけます。

ただし、グレープフルーツなど一部の果物は降圧薬の効果に影響を及ぼすこともあるため、事前に主治医に相談しましょう。

※腎臓病がある場合、カリウム制限が必要になることがあるので、上記の食材の摂取量は主治医に相談してください。

【高血圧によい4大栄養素――カルシウム】

小魚は南蛮漬けにするとカルシウムの吸収率がアップ

日本食でおなじみの小魚や海藻類も、カルシウムを豊富に含みます。吸収率アップ&減塩の調理法で取り入れましょう。

コレに注目！

小魚

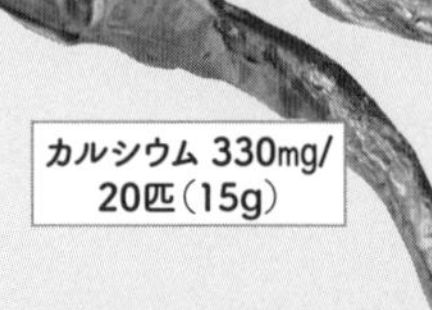

カルシウム 330mg/20匹（15g）

骨まで食べる魚はカルシウムが豊富。塩分に気をつけて選ぶ

骨まで丸ごと食べる小魚にも、カルシウムが豊富に含まれています。小魚のカルシウムは乳製品に比べると吸収率は劣りますが、**良質な脂肪であるDHAやEPA**（P62）、**ビタミンD**も含まれ、積極的に献立に取り入れたい食材です。骨まで食べられるという点では、魚の缶詰にもカルシウムが豊富に含まれています。

小魚のほか缶詰にも注目

わかさぎ

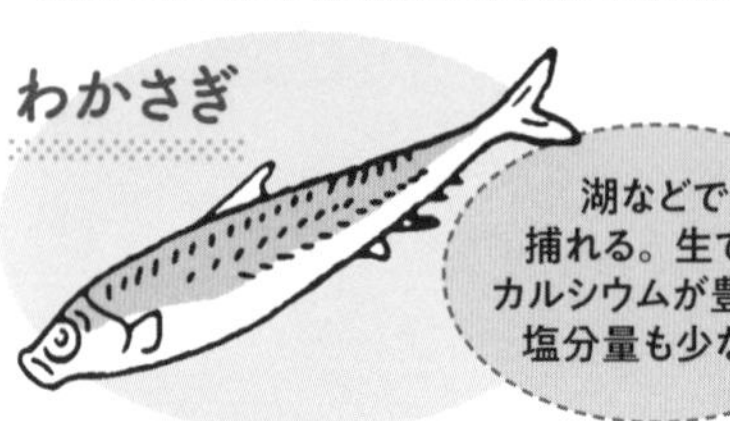

湖などで捕れる。生でもカルシウムが豊富。塩分量も少なめ

サバ缶・サケ缶

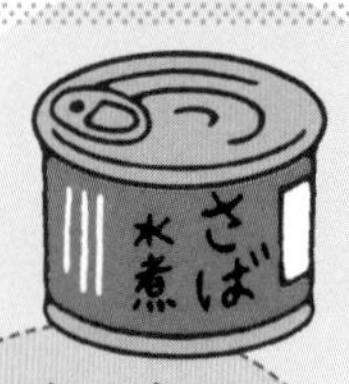

メーカーによって塩分量が異なるため、成分表示で確認。減塩タイプも

イワシやししゃもの干物

カルシウムが豊富だが塩分も多く含まれる。食べすぎないように

塩分注意！

しらす干しや桜エビ

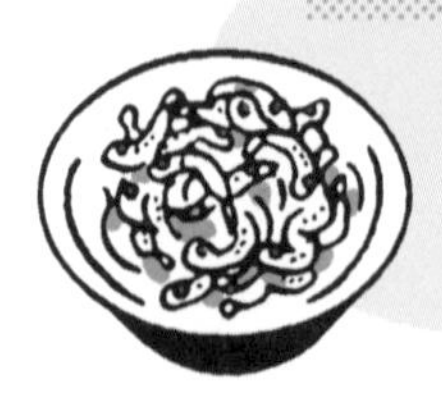

100g当たりのカルシウムは豊富だが、1食分の重量が少ない

カルシウムが豊富なものには干物や味つきの缶詰が多く、総じて塩分量が高め。食べすぎには注意が必要。

調理の際はまず**減塩**を心がけ、**カルシウムの吸収を高める食材**と合わせる

手軽に食べられる小魚といえばおやつやおつまみ向けの味つきのものがありますが、塩分が高いことも多いので注意が必要。減塩タイプにします。干物も塩分が高いので、食べすぎに気をつけましょう。

わかさぎやイワシなど生の魚を調理するときは、**酢やレモンと組み合わせると、クエン酸がカルシウムの吸収を助けます。**

また、小魚に含まれるビタミンDは油と相性がよいため、良質な油でフライやアヒージョ（オイル煮）にするのもおすすめ。**ビタミンDはカルシウムの吸収を助けるので、ビタミンDをたっぷり摂ればカルシウムの吸収率も上がります。**

ちなみに、しらす干しや桜エビも高カルシウムですが、一度にたくさん食べるのは大変。なので酢の物や和え物、料理に振りかけるなどして、こまめに摂るとよいでしょう。

食べ合わせで摂取効率アップ

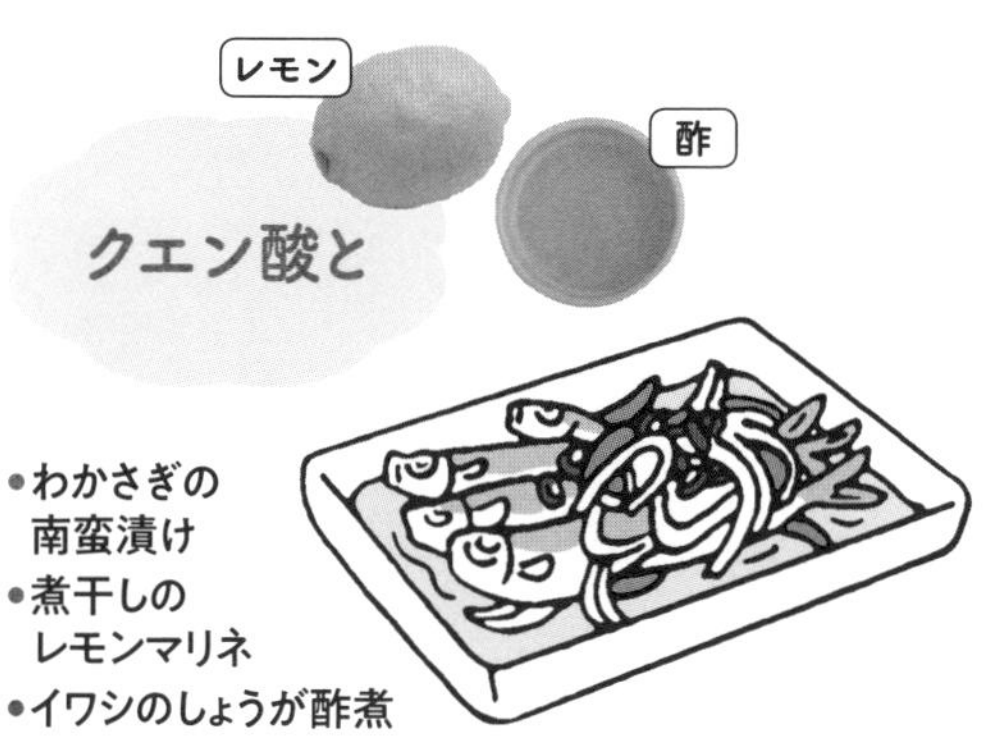

- わかさぎの南蛮漬け
- 煮干しのレモンマリネ
- イワシのしょうが酢煮

クエン酸にはカルシウムの吸収を助ける働きが。お酢でじっくり煮込むと骨までやわらかくなり、丸ごと食べられる。

オリーブオイル など

良質な油と

- わかさぎのフライ
- ししゃものアヒージョ（オイル煮）

わかさぎやししゃもは、カルシウムの吸収率を高めるビタミンDも豊富。ビタミンDは油と相性がよく、間接的にカルシウムの吸収率がアップ。

調理メモ

だしをとった後は「身」も一緒に食べる

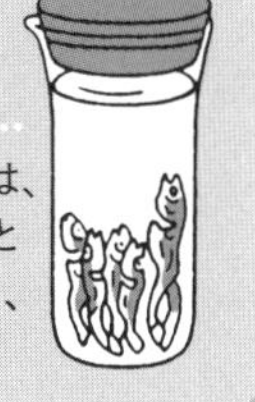

だしをとった後の煮干し（P92）は、捨てずにみそ汁やスープの具として利用。魚の風味がおいしく、カルシウムも摂取できる。

【高血圧によい4大栄養素――カリウム】

毎朝1杯の果物スムージーで余分な塩分を排出しよう

ナトリウムの排出を促すカリウムは、高血圧対策として積極的に取り入れたい栄養素。果物や野菜から摂りましょう。

乳製品に果物を合わせるとミネラルバランスがぐんとアップ

カリウムは細胞内に多く含まれ、細胞外のナトリウムとバランスをとって細胞の働きを正常に保ちます。**ナトリウムが増えると尿への排出を促す**作用があります。

カリウムはさまざまな食品に含まれるため、通常の食生活で不足することはあまりありません。しかし、高血圧を防ぐためにはより多くのカリウムが必要とされています。「日本人の食事摂取基準（2020年版）」によると、40代以降の1日当たりの目標量は、男性は3000mg以上、女性は2600mg以上。「国民健康・栄養調査（令和元年）」による実際の摂取量の平均値と比べると、**男性はあと700mg、女性は400mg必要**ともいわれています。

コレに注目！

バナナ

カリウム 720mg/1本（200g）

あと少しの果物でカリウムを補う

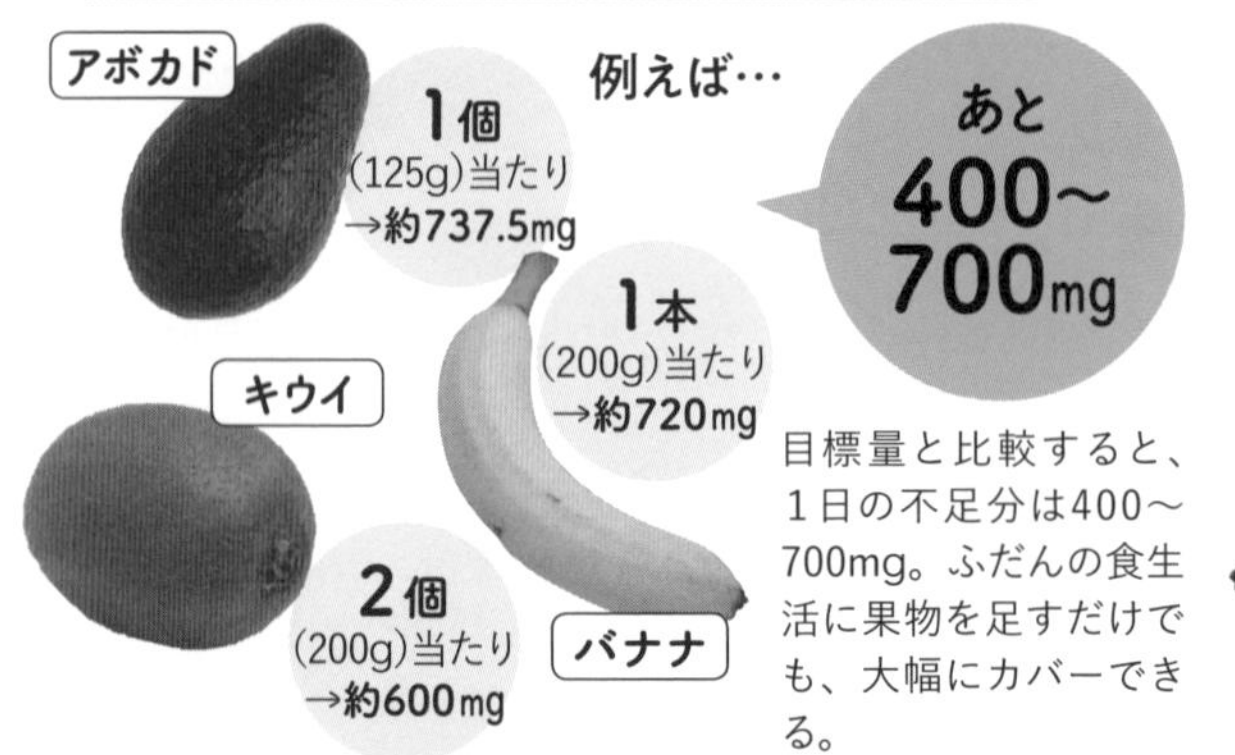

※「日本食品標準成分表2020年版（八訂）」をもとに編集部で算出。

果物の甘みと乳製品のコクで生で食べにくい野菜もおいしく摂取

かきやなしにもカリウムが豊富

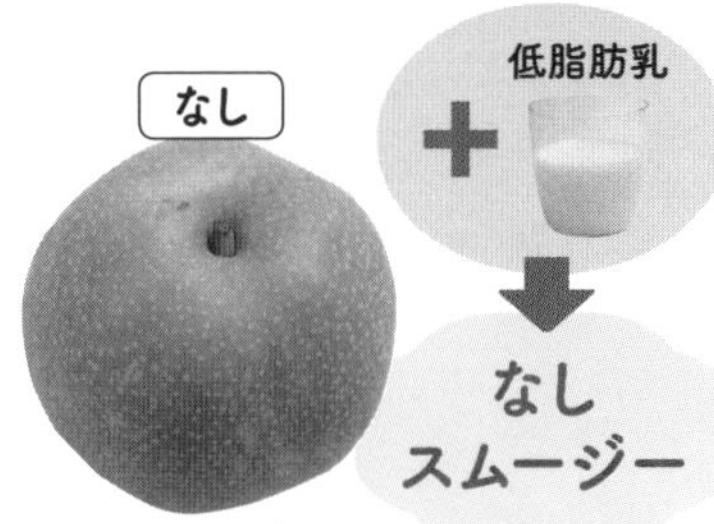

カリウム140mg/100g当たり

あっさりした甘みで飲みやすい

水分量が多いなしを使うことで、さっぱりと甘く、軽い口当たりに。レモン汁を加えても。

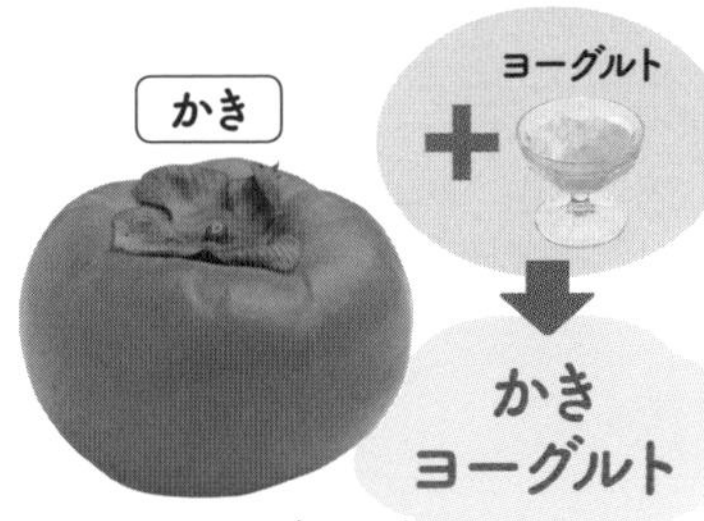

カリウム170mg/100g当たり

熟したかきに酸味をプラス

かきの甘味とヨーグルトの酸味が好相性。かきはしっかり熟したものを選ぶと甘く仕上がる。

食物繊維も追加！

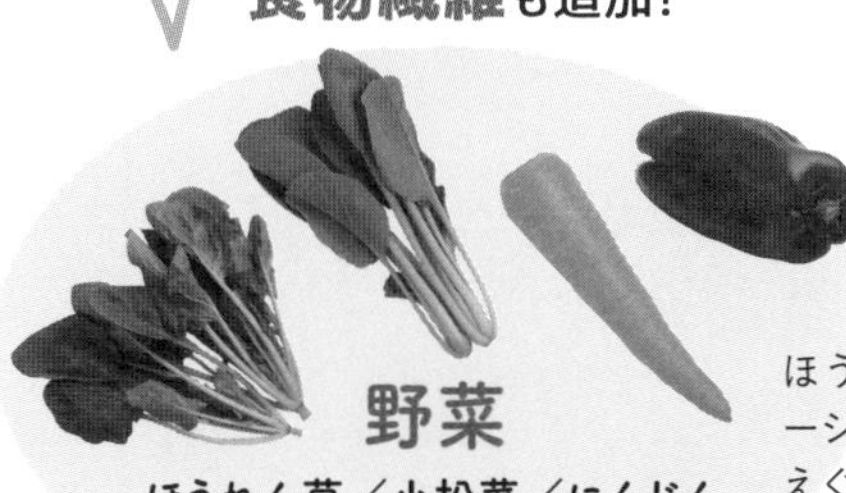

ほうれん草をスムージーに使うなら、えぐみの少ない「サラダほうれん草」がおすすめ。

調理メモ

水を足すなら軟水より硬水を

水分を足して飲みやすくしたいときは、市販の硬水に。ミネラルの摂取量を増やすことができる。

カリウムが豊富な食材といえば、バナナ。100g当たりの含有量は、りんごやみかんの2〜3倍にも上ります。**ナトリウムの排出を促す食物繊維も多く、血圧を安定させる働きがあるメラトニンも含まれています。**

カルシウムが豊富な低脂肪乳（P26）とバナナを合わせて牛乳スムージーにするのがおすすめ。バナナは甘みが強いので、くせや苦味のある野菜を加えても飲みやすく仕上がります。食物繊維として葉物を足してもよいでしょう。果物と乳製品を合わせたスムージーは、なしやかきなど、カリウムが豊富なほかの果物でも応用できます。

ただし、腎臓病がある場合、カリウムを摂りすぎると危険な「高カリウム血症」を起こすことも。摂取量は主治医に相談してください。

【高血圧によい4大栄養素――カリウム】

塩を排出して血管にもよいかぼちゃの「いとこ煮」

高血圧対策に欠かせないカリウムは煮たりすると流出してしまいますが、ポイントを押さえれば加熱料理も楽しめます。

コレに注目！

かぼちゃ

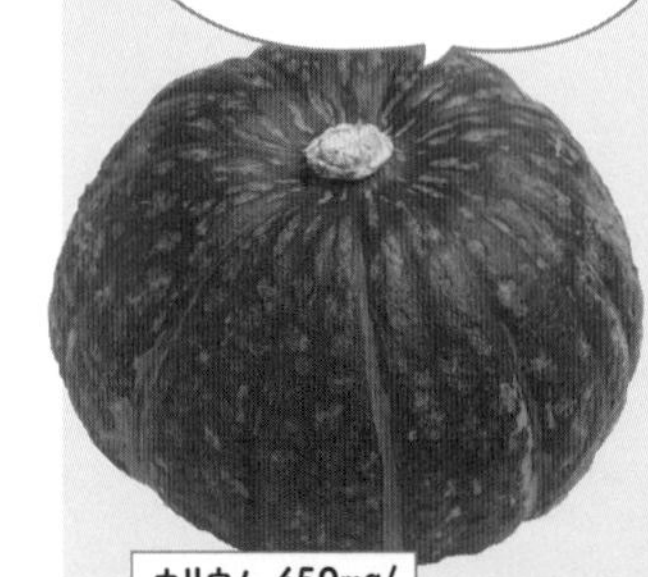

カリウム 450mg/1/12個（100g）

過剰なナトリウムの排出を促す**カリウムは、水に溶けやすく流出しやすい性質**があります。できれば調理せずに生で摂りたいところですが、葉物やいも類、豆類など、カリウムが豊富な野菜の中には、加熱が必要なものもたくさんあります。

加熱する場合は、カリウムの損失をできるだけ抑える工夫をします。**水を使わない焼き料理や、カリウムが溶け出した汁ごと摂取できるスープ**などがよいでしょう。

カリウムが豊富な**かぼちゃ**は、強力な**抗酸化作用**をあわせ持つ

かぼちゃの有効成分

カリウム
100g当たり450mg

食物繊維

ワタや皮の部分に栄養素が豊富。ワタはできるだけ残し、皮つきで調理を

β-カロテン

ビタミンC

ビタミンE

3つの相乗効果で
強い抗酸化作用

カリウムや食物繊維で余計な塩分を排出するほか、抗酸化作用で血管を強化。ほかに、ビタミンB_6や鉄分も含まれる。

出典：「日本食品標準成分表2020年版（八訂）」

加熱するときは**焼く**か、栄養が溶け出した**汁ごと**食べる

グリルや減塩煮物でカリウムを残らず摂取

焼く

•緑黄色野菜のグリルサラダ

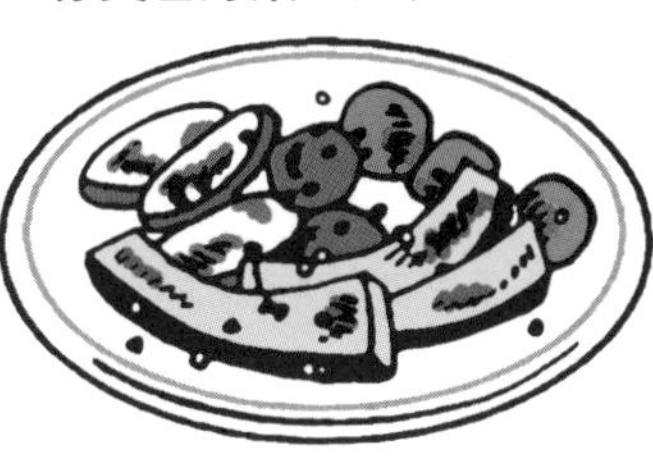

ピーマンなどの緑黄色野菜と一緒にオーブンで焼き、オリーブオイルと少量の塩で味つけ。焼き目が香ばしく、シンプルな調味料でもおいしい。

煮る

さといも

さつまいも

•いとこ煮

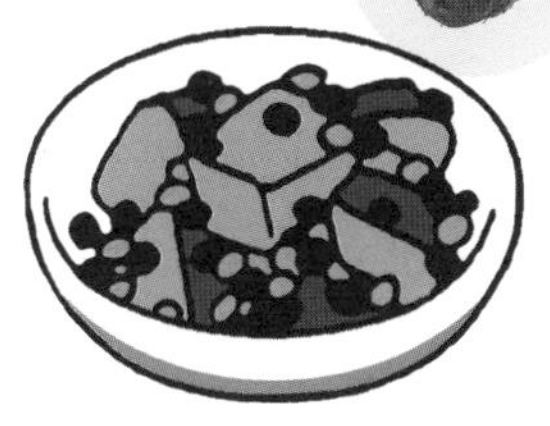

小豆をやわらかく煮たところにかぼちゃを加え、少量の塩だけで仕上げるもの。小豆にカリウムが豊富。かぼちゃの代わりにいも類で作っても。

スープにする

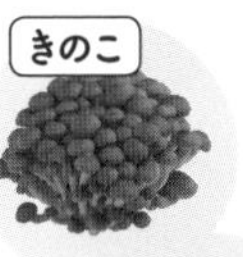

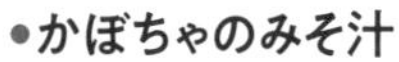

•かぼちゃのみそ汁

•具だくさん野菜スープ

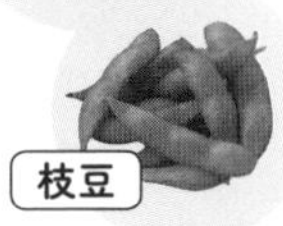

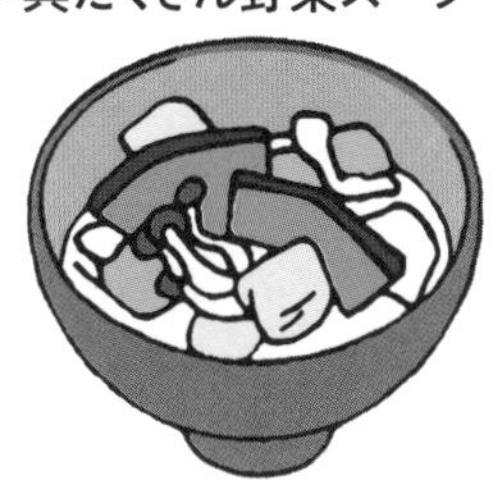

汁はしっかり減塩し、具だくさんに(P108)。かぼちゃに加えて、カリウムや食物繊維が豊富な野菜を合わせるのがおすすめ。

カリウムが豊富な野菜として注目したいのは、かぼちゃです。スーパーによく出回っている西洋かぼちゃは栄養価が高く、**カリウムのほか、β-カロテンやビタミンC・E、食物繊維も含まれています**。緑黄色野菜（P76）の代表選手としても、高血圧の改善に力を発揮します。

かぼちゃの栄養成分は、皮やその周辺、ワタの部分に豊富に含まれています。よく洗って皮つきのまま、ワタも取りきらずに少し残した状態で使ってください。焼き料理や煮物、汁物など、さまざまな調理法で食べられます（上図）。

なお、上図で紹介しているのはかぼちゃの食べかたですが、かぼちゃを**じゃがいもや、さといもに置き換えたアレンジ**もおすすめ。いも類もまた、カリウムが豊富な食材です。

【高血圧によい4大栄養素――カリウム】

おやつにはドライフルーツで手軽にカリウムを補給

塩分を排出して血圧を下げるカリウムは、日常生活の中で失われやすい栄養素。間食を利用して補給することもできます。

コレに注目！

干し柿

カリウム 180.9mg/1個(27g)

生活の中でこまめに摂りたい栄養素。カリウムたっぷりの間食でカバー

甘いものやカフェインの摂りすぎ、ストレスなどによって消費されやすい栄養素としてはカルシウムやビタミンCが知られていますが、実はカリウムも、生活の中で失われやすいという特徴を持っています。こまめに摂取するとよいでしょう。しかも、サプリメントなどで補給しようとしても体内でうまく利用されないこともあるため、あくまで食品から摂ることが大切です。

そこでおすすめしたいのが、**カリウムが豊富に含まれる食品を、間食として摂る**方法。カリウムが豊富なキウイやバナナなどの果物を食べるのもよいですが、ドライフルーツなら、仕事中などでも手軽にカリウムを摂取できます。

ストレスなどでカリウムが排出される

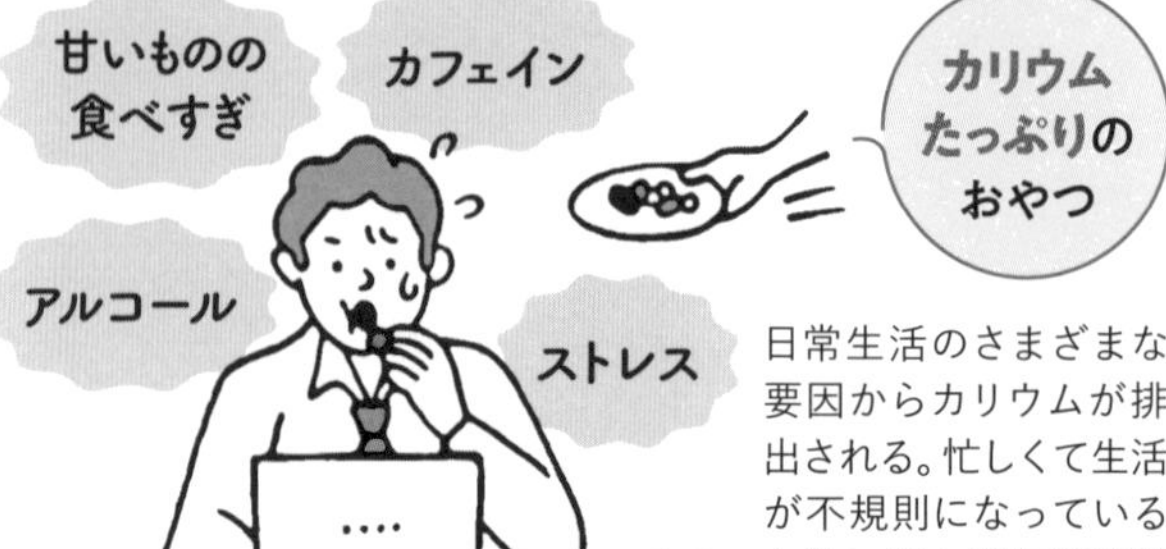

日常生活のさまざまな要因からカリウムが排出される。忙しくて生活が不規則になっているときなどは、特に意識的にカリウムを摂りたい。

カリウムや食物繊維が凝縮されたドライフルーツはおやつにぴったり

そのまま食べるほか、アレンジしても◎

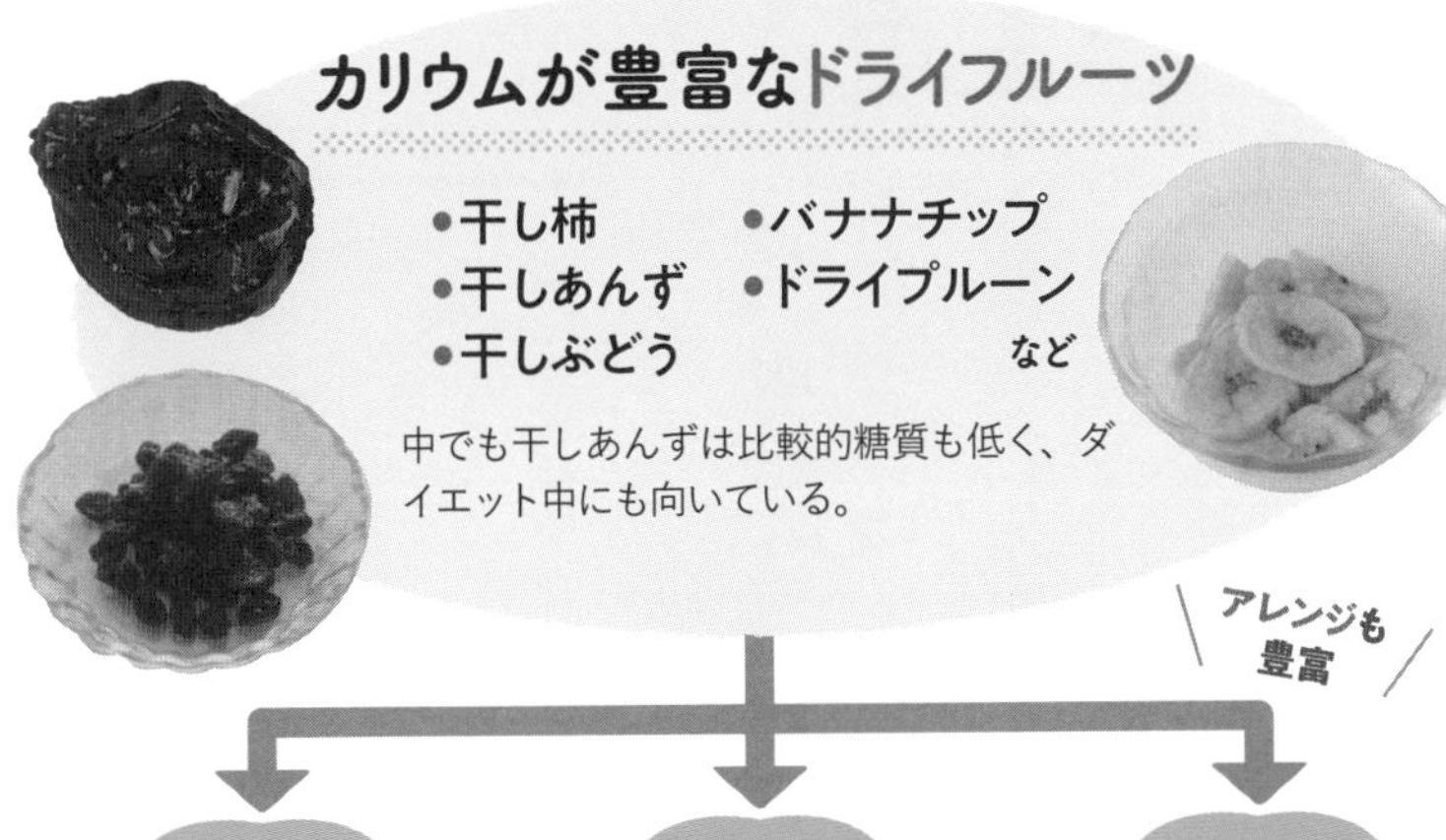

アレンジも豊富

ヨーグルトにつける

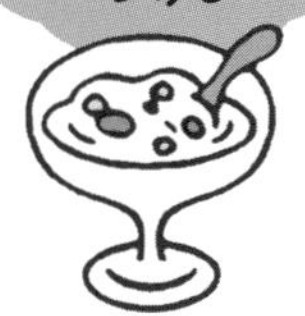

ドライフルーツがヨーグルトの水分を吸ってやわらかく戻り、ヨーグルトも濃厚な味わいに。

飲み物に入れる

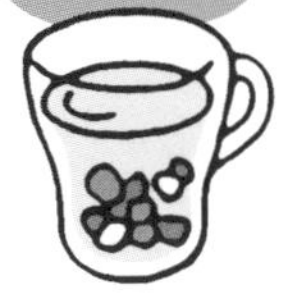

紅茶や水につけて戻し、食感を楽しむドリンクに。香りづけ程度にフルーツの風味も感じられる。

グラノーラに入れる

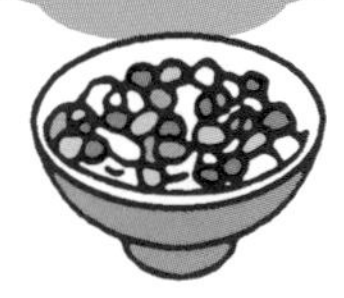

なるべく砂糖不使用のものを選び、ドライフルーツで甘みを足す。食べごたえも栄養価もアップ。

ドライフルーツは、ビタミンCの摂取は期待できないものの、**カリウムをはじめとするミネラルや食物繊維**を、生の果物よりも多く含みます。

特に干し柿には、強力な抗酸化作用によって血管の老化などを防ぐといわれるポリフェノールの一種「カテキン」も豊富に含まれています。

そのまま食べるほか、きざんでヨーグルトや飲み物に入れたり、グラノーラに加えるなど、アレンジしてもよいでしょう。食感の変化が楽しめますし、乳製品と合わせれば栄養価もアップします。

ドライフルーツは、砂糖をまぶしたものではなく砂糖不使用タイプがおすすめです。また、砂糖不使用でも糖分が多く高エネルギーなので、食べすぎには注意が必要。**1日25～30g程度**にしておきましょう。

【高血圧によい4大栄養素――マグネシウム】

食卓でおなじみの納豆は、ごはんにかけず小鉢で食べる

血圧を下げるといわれているマグネシウムは、大豆製品に豊富。特に納豆は献立に取り入れやすくおすすめです。

コレに注目！

納豆

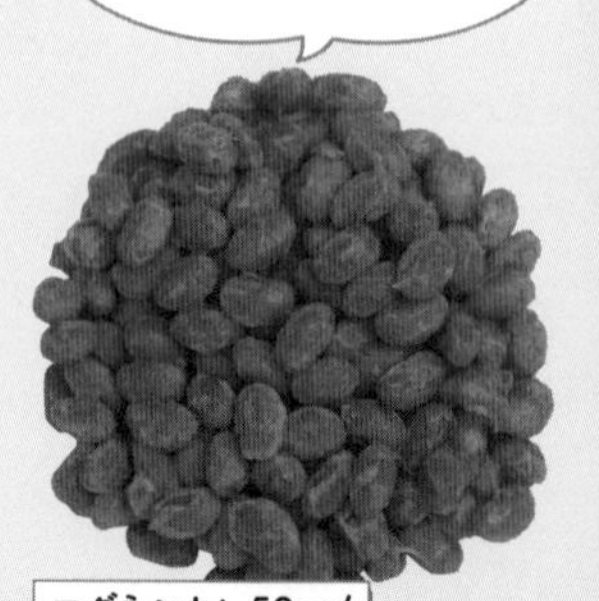

マグネシウム 50mg/1パック（50g）

女性1パック、男性2パックで不足分のマグネシウムを補える

カルシウムが血管壁の細胞に入り込むと血管が収縮して血圧が上がりますが、マグネシウムはこのカルシウムの働きを調整して、血管の収縮を抑えます。

マグネシウムは、大豆製品や海藻、野菜、ナッツなどに多く含まれます。「日本人の食事摂取基準（2020年版）」によると、1日当たりの摂取量（50～64歳の場合）について、男性は370mg、女性は290mg摂ることを推奨されていますが、「国民健康・栄養調査（令和元年）」による平均摂取量と照らし合わせると、男性では100mg、女性では60mgほど不足しています。不足分を補う食材が納豆。**1パック（50g）に50mgのマグネシウム**が含まれます。

高血圧に効く栄養素が他にも

納豆1パック

栄養素	目安
たんぱく質 約8.3g	牛肩ロースなら50g分
カリウム 約330mg	黄パプリカなら1.5個分
カルシウム 約45mg	牛乳なら40ml分
食物繊維 約3.4g	にんじんなら1～1/2本分

50gとして

いずれも高血圧対策に欠かせない栄養素。とくにカルシウムは、マグネシウムと非常に密接した関係をもっている。

※「日本食品標準成分表2020年版（八訂）」をもとに編集部で算出。

たれの代わりに酢を入れて効力アップ。高血圧に効く食材と一緒に摂る

降圧効果がさらに高まる「○○納豆」

めかぶ
＋食物繊維・ミネラル・カルシウム
（血圧を調整）
オクラ
ネバネバ納豆
海藻やネバネバ野菜と合わせると、相乗効果が期待できて、食感もマッチ。
酢納豆
酢
たれの代わりに酢を。納豆の粘りやにおいが軽くなり、酢の酸味も和らぐ。
＋酢酸・クエン酸
（血流改善・動脈硬化予防）
＋タウリン
（血圧を調整）
イカ納豆
刺身用のイカと合わせる。ねぎなどの薬味や生卵を合わせると栄養バランスアップ。
イカ
納豆そば
そば
つゆ少々をかけたそばに納豆をのせる。そばがきと混ぜても。
＋ルチン
（血管を強化）

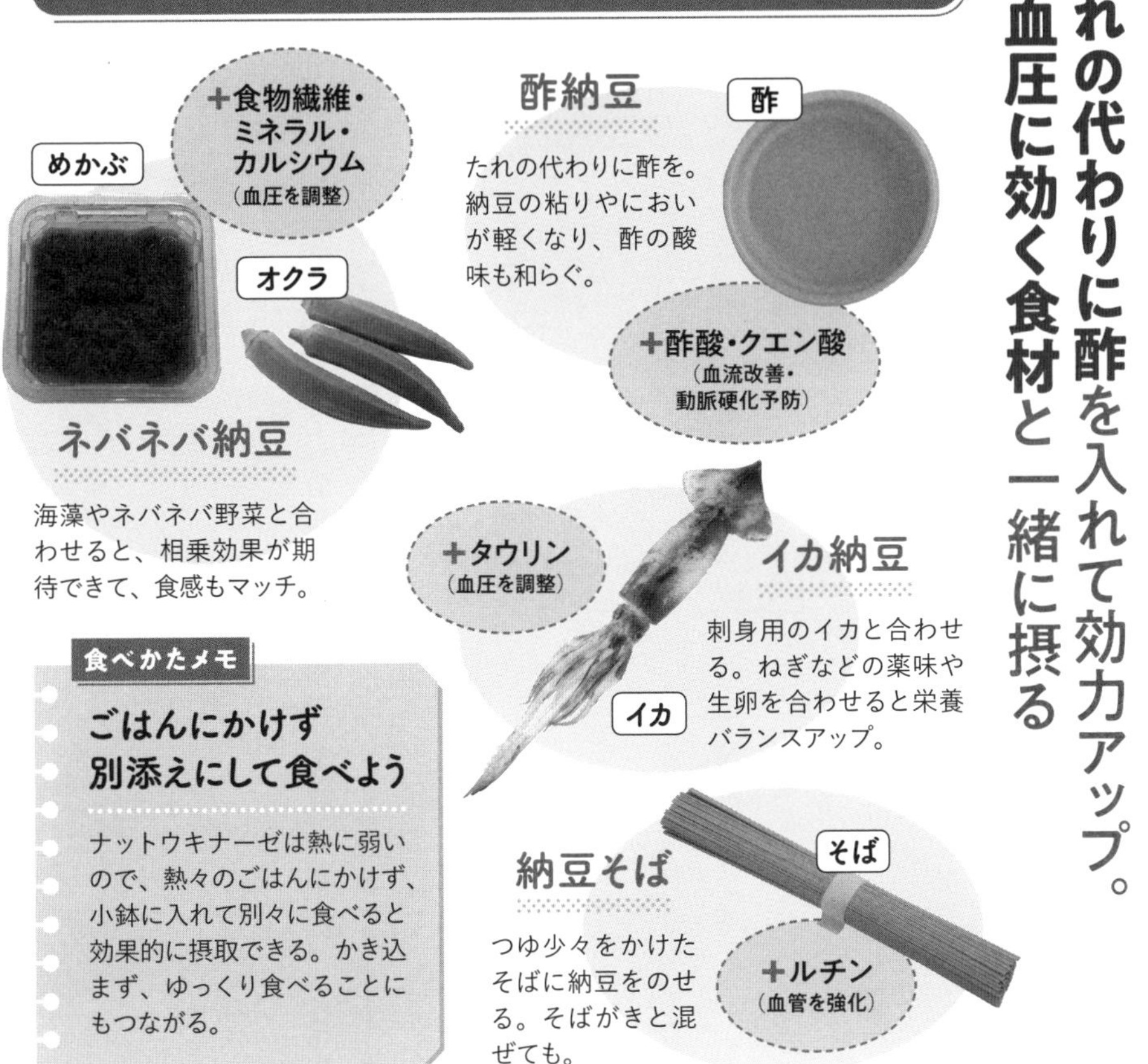

食べかたメモ

ごはんにかけず別添えにして食べよう

ナットウキナーゼは熱に弱いので、熱々のごはんにかけず、小鉢に入れて別々に食べると効果的に摂取できる。かき込まず、ゆっくり食べることにもつながる。

納豆にはマグネシウムと拮抗するカルシウムも含まれ、ミネラルバランスのよい食材です。ナトリウムの排出を促すカリウムや食物繊維も豊富。さらに、発酵によって作り出された酵素の一種「ナットウキナーゼ」には、できてしまった血栓を溶かす力があり、動脈硬化の予防に効果的ともいわれています。

調理いらずで手軽に献立に取り入れられますが、さらに健康効果を高める食べかたを試してみましょう。

まず、塩分が多いたれはやめて、酢を入れるのもおすすめです。**減塩に加え、クエン酸によってカルシウムの吸収率が高まる**うえ、粘りが抑えられてふんわりとした口当たりになります。海藻や野菜、魚介類、そばなど、高血圧に効く食材と合わせてもよいでしょう。

【高血圧によい4大栄養素──マグネシウム】

噛みごたえあるひじき料理で高血圧や肥満を予防

高血圧対策で摂りたい多種類のミネラルをバランスよく含む海藻類。使いやすさで選ぶなら、ひじきがおすすめです。

コレに注目！

ひじき

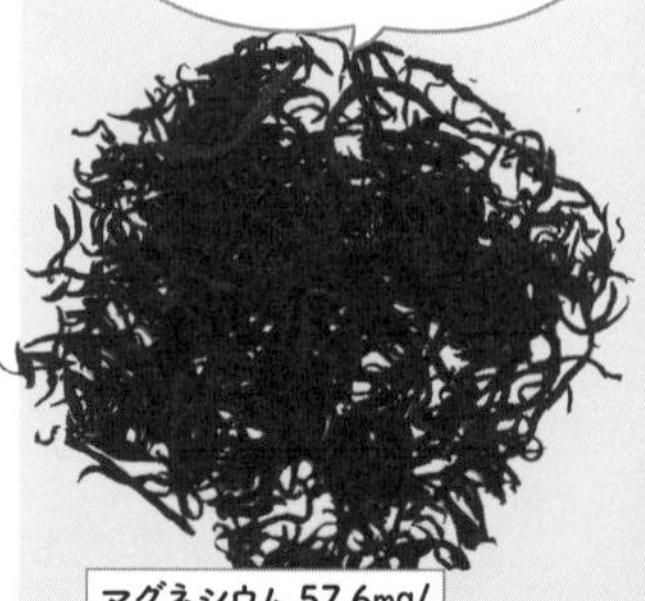

マグネシウム 57.6mg/1食（9g）

海藻類は「ミネラルの宝庫」。多種類がバランスよく含まれる

カルシウムと関わり合って血圧を調整するマグネシウムは、海藻類にも豊富に含まれます。海藻類は**カルシウム、マグネシウムの両方が豊富**で、「ミネラルの宝庫」と呼ばれるほど。ミネラルは数種類を組み合わせて摂ると効果的なので、海藻類は摂取効率のよい食材です。

ただし気をつけたいのは、多くの場合、海藻類のミネラル含有量は乾燥タイプで計算されていること。水で戻すとかさが増えて1食に使うのは少量になるため、摂取できるミネラルの量も減ってしまうのです。

一度にたくさん摂れないからこそ、こまめに取り入れることが大切。いろいろな料理に活用し、毎日1品は食卓にのせるようにしましょう。

乾燥タイプで使う1食分の目安

ひじき
9g
戻すと約8～9倍
こんぶ
10g
戻すと約3倍
カットわかめ
1.3g
戻すと約12倍

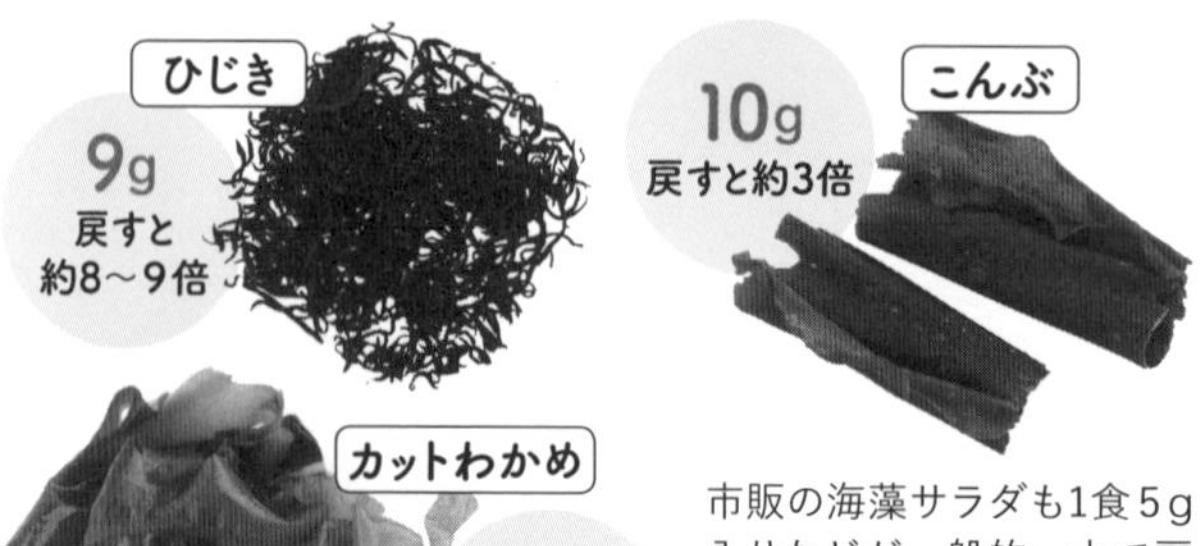

市販の海藻サラダも1食5g入りなどが一般的。水で戻すと増えることもあり、1食での摂取量は少ない。

加熱に強いマグネシウム。応用力抜群のひじきでこまめに摂取

海藻の中でも特にマグネシウムが豊富で、いろいろな料理にアレンジしやすい食材といえば、ひじきがおすすめです。ひじきは、**マグネシウムとカルシウムのミネラルバランスが抜群**。水溶性食物繊維も豊富に含まれています。カロリーが低いので肥満がある人も気にせず食べることができ、料理をかさ増しするのにもぴったりです。

マグネシウムは加熱に強いので、炒め物や煮物、焼き料理、サラダや和え物にと、幅広い調理法で使うことができます。

炒め物や煮物にするときは、加熱時間を短めにして、少し硬めに仕上げるとよいでしょう。**食感を残すことで食べごたえが高まり、食べすぎや早食いによる肥満を防ぐ**ことにもつながります。どの料理でも、味つけはひじき独特の風味を生かしてうす味にしましょう。

シーン別 ひじきの調理ポイント

炒め物に

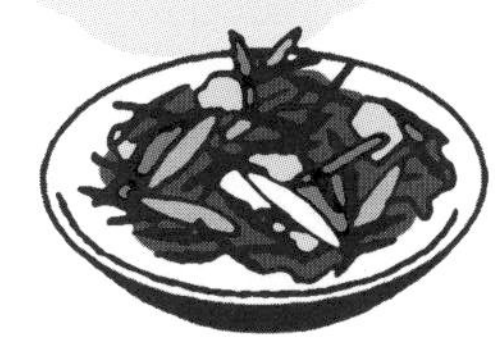

少ない調味料で味がからむので、減塩の手助けにも。いつもの炒め物に加えるだけでもうまみがアップする。

- **ひじきの炒め煮**
- **緑黄色野菜とひじきの炒め物**

ごはんに

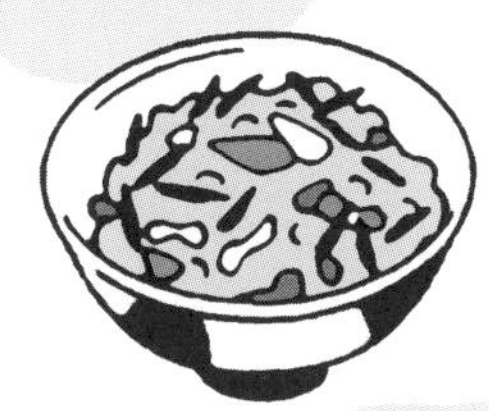

一緒に炊き込むと味がなじみ、うまみたっぷり。煮物や炒め物の残りを混ぜ込んでも。

- **ひじきの炊き込みごはん**
- **混ぜごはん**

サラダ・和え物に

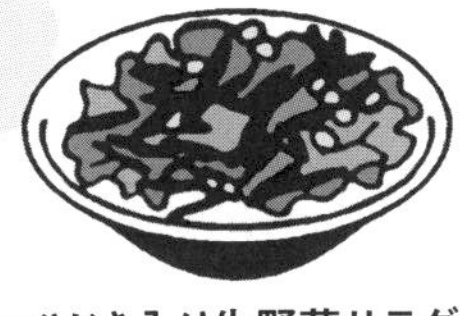

水で戻した後に乾煎(からい)りすると、特有のにおいが和らいで使いやすくなる。

- **ひじき入り生野菜サラダ**
- **ひじきの白和え**

肉だねに

- **ひじきハンバーグ**
- **ひじき入り鶏だんご**

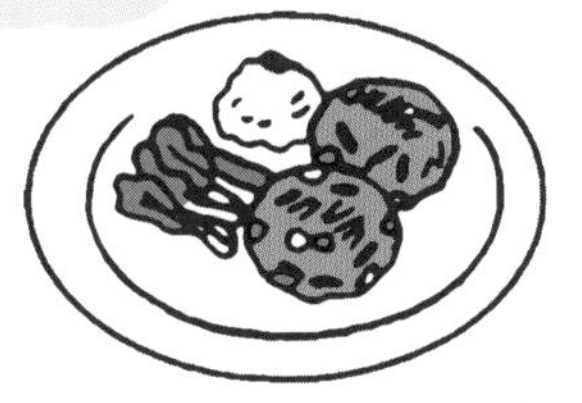

豚肉や鶏肉などのあっさりしたひき肉と。しょうゆ少々をかけた大根おろしを添えたり、鍋の具にも。

※海藻類にはヨードも多く含まれています。毎日ヨードを多く摂りすぎると甲状腺機能に異常が起こることがあるため、適量をこまめに摂るようにしましょう。

【高血圧によい4大栄養素――マグネシウム】

ほうれん草のごま和えは血圧上昇の予防に役立つ

マグネシウムはカルシウムと拮抗するため一緒に摂るのが効果的。野菜や豆腐をごま和えやごまだれでいただきましょう。

コレに注目！

ごま

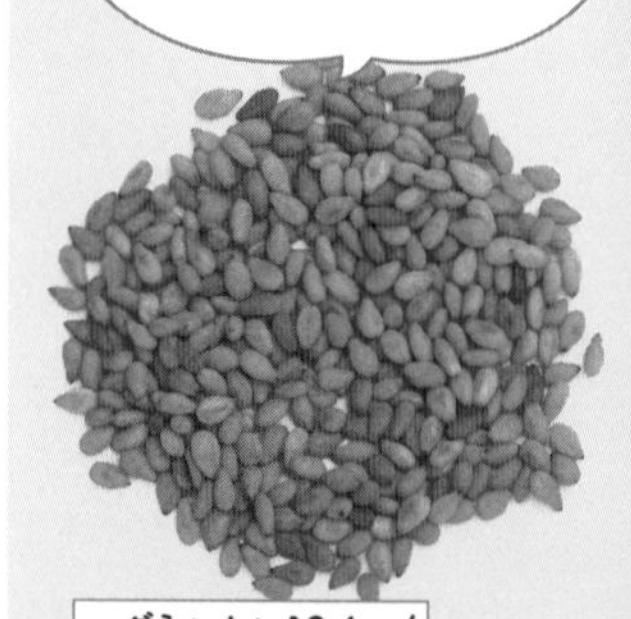

マグネシウム 13.4mg/小さじ1杯（2.4g）

独自の降圧パワーを持つごまを、ほかの栄養素も含む食材と一緒に

血圧を下げる強力タッグ

ごま：マグネシウムやカルシウムのほか…ゴマリグナン

×

ほうれん草：カルシウムのほか…カリウム、ビタミンC、カロテノイドなど

↓

血圧上昇を防ぐのに効果的な食事のバランス

ごまやほうれん草は、それぞれ降圧効果が期待できるそのほかの栄養素も豊富に含む。

マグネシウムはカルシウムと拮抗して働きます（P40）。納豆（P40）やひじき（P42）は、両方のミネラルが含まれますが、それぞれの栄養素が豊富な食材を組み合わせて、降圧効果を高める工夫も大切です。

いち押しの組み合わせは、ほうれん草のごま和え。カルシウムに加え、**マグネシウムたっぷりのごまと、カルシウム、カリウムが豊富なほうれん草**を合わせることで、理想的なバランスになります。

独特の風味と香ばしさで、和え衣もたれも減塩できる

栄養価の高いごまと、ほかの食材を合わせて

ごま和え

すりごまをたっぷり使い、しょうゆや砂糖は控えめに。

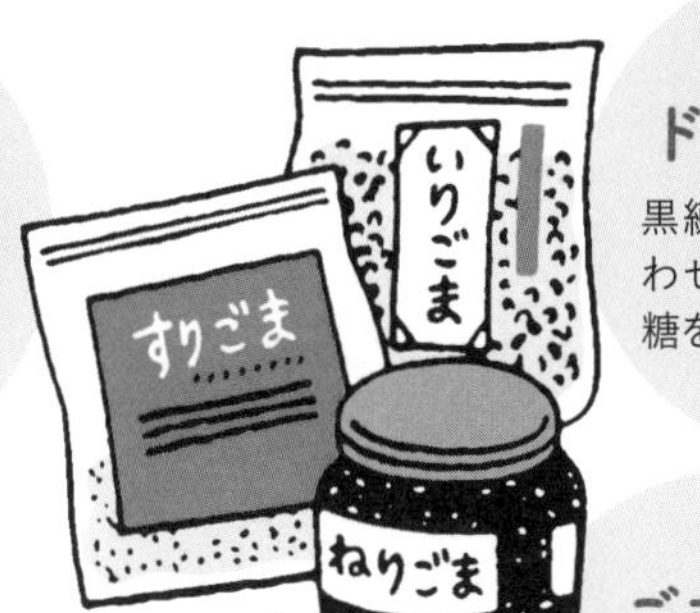

ごまドレッシング

黒練りごまと酢を合わせ、しょうゆと砂糖を少々加える。

ごまだれ

白練りごまをだしでのばし、少量のみそやしょうゆ、酢を加えて。

おひたしをごま和えにするほか、野菜と豆腐のサラダにごまドレッシングをかけたり、水炊き鍋にしてごまだれで。

野菜を和えたりサラダにかけたり

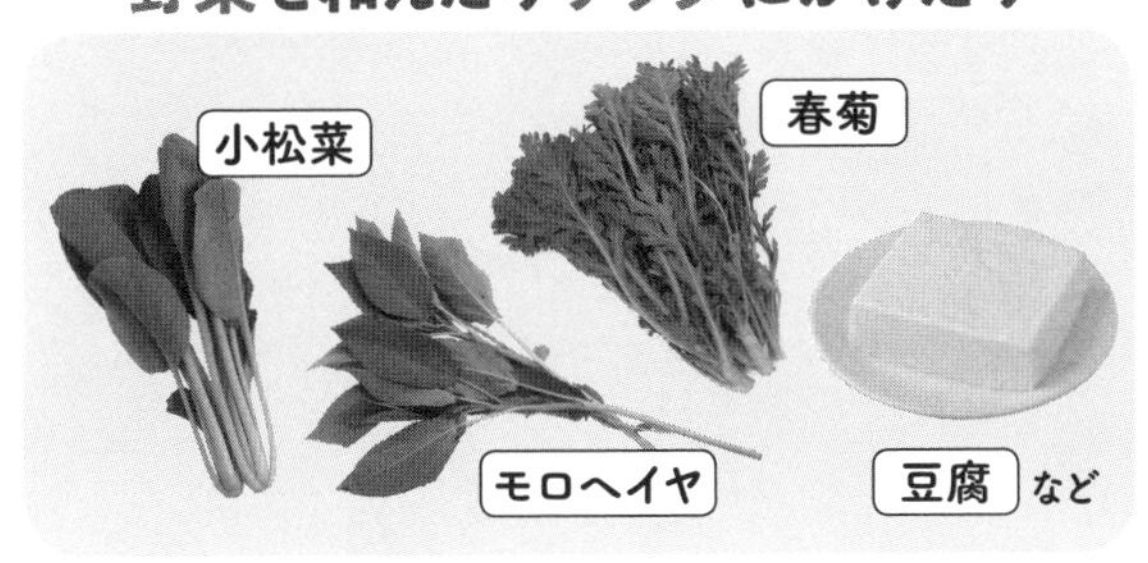

調理メモ

おひたしはだし洗いで減塩

おひたしは、だしに浸してから絞って使うと、風味が増して、調味料控えめでもおいしい。

ごまは、マグネシウムのほか、**血管を丈夫にするといわれる抗酸化成分「ゴマリグナン」**を含み、高血圧対策では積極的に摂りたい食材の一つ。すりごまや練りごまなどいろいろなタイプがあり、料理に使いやすいのもポイントです。ほうれん草のごま和えのような**「ごま＋ほかの栄養素が豊富な食材」**の食べかたを、いろいろ試してみましょう。

葉物のおひたしをすりごまで和えるほか、すりごまや練りごまで作ったドレッシングをサラダや豆腐にかけたり、葉物をきざんでたっぷりのいりごまと炒めるのもおすすめです。春菊や豆腐を水炊き鍋にして、ごまだれでいただくのもよいでしょう。ごまには独特の香ばしさがあるので、ドレッシングやたれは塩分控えめでも十分おいしく仕上がります。

※ほうれん草にはシュウ酸が多く含まれるため、シュウ酸カルシウムの尿路結石がある人は摂りすぎないように。シュウ酸はゆでると減らすことができます。

【高血圧によい4大栄養素——マグネシウム】

間食や料理のトッピングにナッツを足してミネラル補給

アーモンドやカシューナッツなどのナッツは、マグネシウムを豊富に含みます。不足しがちな毎日の間食にぴったりです。

コレに注目！

ナッツ

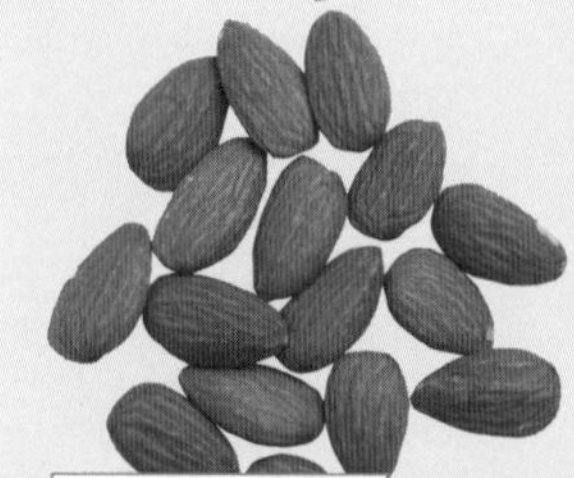

マグネシウム 2.9mg/1粒（1g）

※アーモンドの場合。

ナッツに含まれる脂肪には、血液をサラサラにする効果も

マグネシウムが豊富に含まれる食材の一つに、ナッツがあります。ナッツは高脂肪で太りやすいと思われがちですが、**不飽和脂肪酸で良質の油**（P98）**を多く含みますので、**食べすぎに注意して適量を摂りましょう。特にアーモンドは、**ビタミンやポリフェノールも豊富**で、強い抗酸化作用を持っています。

マグネシウムの含有量

ナッツにはさまざまな種類があり、マグネシウム以外にも高血圧対策に効果的な成分を含んでいる。

アーモンド

ビタミンEやポリフェノールも

1粒で約2.9mg

くるみ

1粒で約6mg

不飽和脂肪酸の含有量が高い

カシューナッツ

1粒で約3.1mg

ビタミンEや鉄、亜鉛なども豊富

落花生

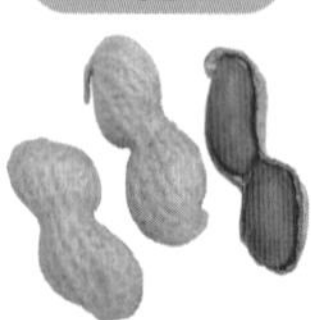

1粒で約1.7mg

薄皮にポリフェノールを多く含む

塩や油が添加されていない「素焼き」のものがおすすめ。適量を守って食べる。

※「日本食品標準成分表2020年版（八訂）」をもとに編集部で算出。

おやつで食べすぎてしまうなら料理に少量取り入れると安心

ナッツに注目したい理由は、栄養価が高く、とにかく手軽に摂取できること。素焼きのナッツは調理せずそのまま食べられるので、**食事などで降圧効果のある栄養素が十分摂れないときの間食**としてぴったりです。

ただし、揚げてあるものや味がついているタイプは脂肪や塩分の摂りすぎになるので避けましょう。原材料や栄養成分表示を確認し、**食塩不使用の素焼きタイプ**を選びましょう。

また、食べ出すと止まらなくなりがちなので、食べる分だけ取り分けたり、小袋入りの個食タイプを選ぶなど、適量を守る工夫が必要です。

おやつだとつい食べすぎてしまうという人は、料理に使うのもおすすめです。炒め物に入れたり、きざんでトッピングにしたり、細かくくだいて和え衣に使う方法も。カリカリとした食感やコクが、減塩料理のアクセントになります。

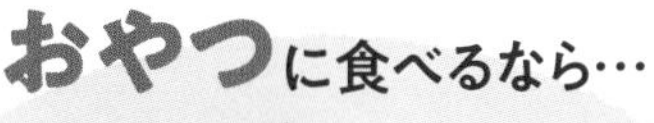

おやつに料理にナッツが活躍

おやつに食べるなら…

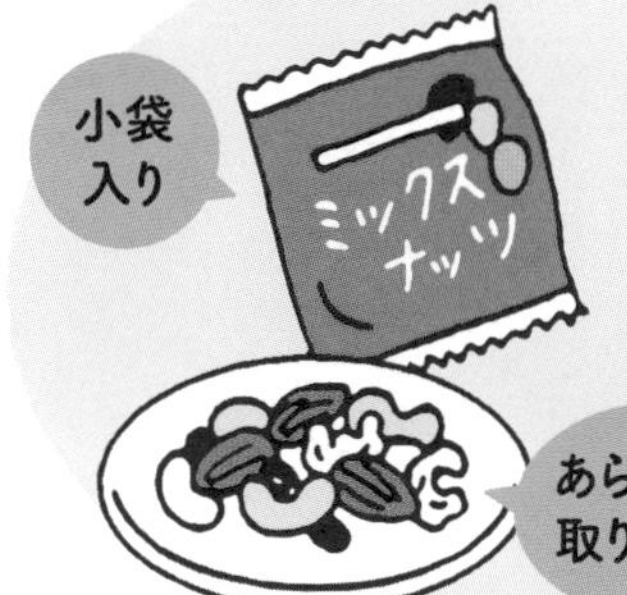

食べすぎを防ぐため、小袋入りを選ぶか、適量を取り分ける。だらだら食べず、おやつの時間を決める。200kcalまでが目安。

料理に使うなら…

麺やサラダにトッピング

水菜とスライスアーモンドのサラダ

炒め物の具として

鶏肉とカシューナッツの炒め物

青菜のくるみ和え

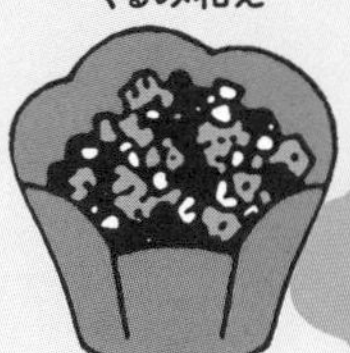

くだいて和え衣に

香ばしさとコクがあり、減塩食のうす味を補ってくれる。和洋中と、いろいろな料理で取り入れて。

【高血圧によい4大栄養素――食物繊維】

ヌルヌルネバネバの和え物で細い血管も丈夫に

余分なナトリウムを包んで排出する、水溶性食物繊維。ネバネバした食感が特徴の野菜や海藻に多く含まれています。

多くの年代で**食物繊維が不足気味。**1日当たり**1～3g**増やす工夫を

人の体内で消化できない食物繊維には、水に溶ける水溶性食物繊維と、溶けない不溶性食物繊維（P52）があります。**血圧を下げるためにまず意識して摂りたいのは、水溶性食物繊維**。腸内の余分なナトリウムを包み込んで排出を促すことで、血圧の上昇を抑える効果が期待できます。また、過剰な糖質なども同様に排出するため、肥満予防にも効果的です。

1日当たりの食物繊維の摂取量について、「日本人の食事摂取基準（2020年版）」では、男性では21g、女性では18g以上が目標とされていますが、40代、50代では不足気味（下図）。野菜や海藻など、食物繊維が豊富な食品を積極的に取り入れましょう。

コレに注目！

モロヘイヤ

食物繊維 5.9g/1袋（100g）

◎日本人の年代別食物繊維摂取量

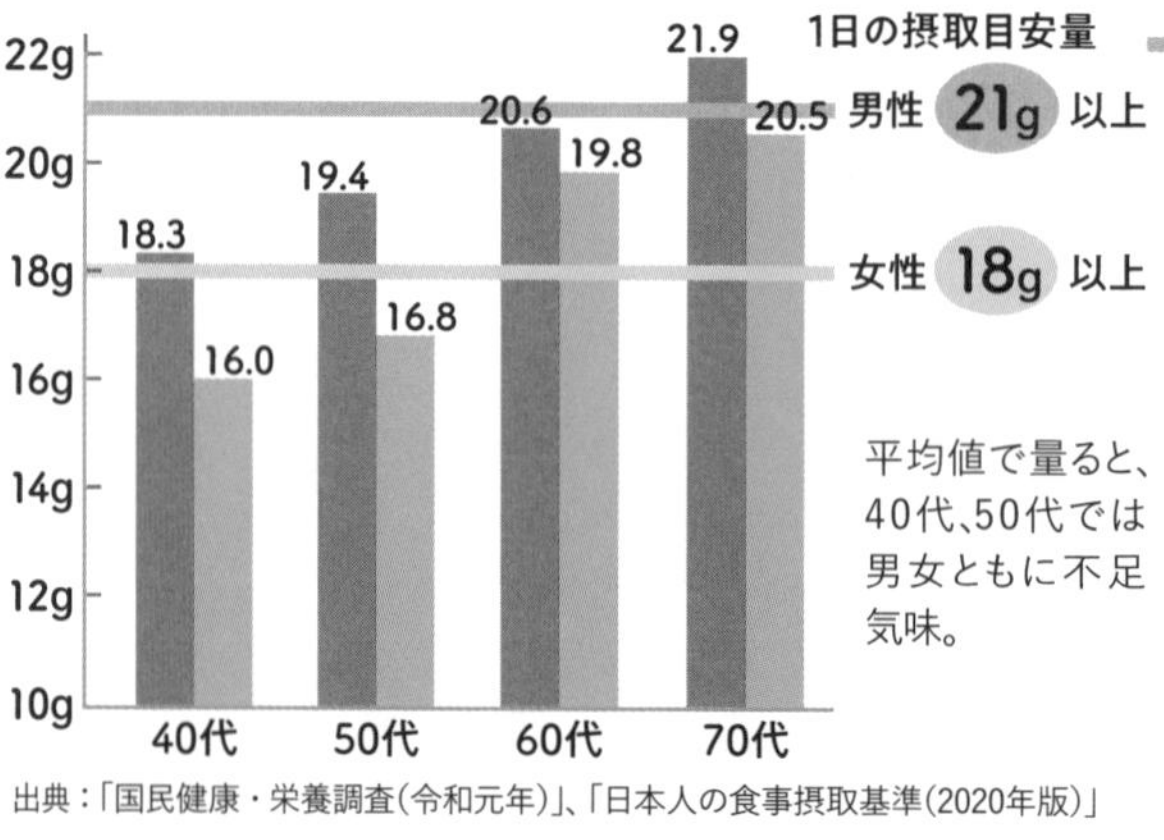
22g
20g
18g
16g
14g
12g
10g
18.3
16.0
19.4
16.8
20.6
19.8
21.9
20.5
40代
50代
60代
70代
1日の摂取目安量
男性 21g 以上
女性 18g 以上
平均値で量ると、40代、50代では男女ともに不足気味。

出典：「国民健康・栄養調査（令和元年）」、「日本人の食事摂取基準（2020年版）」

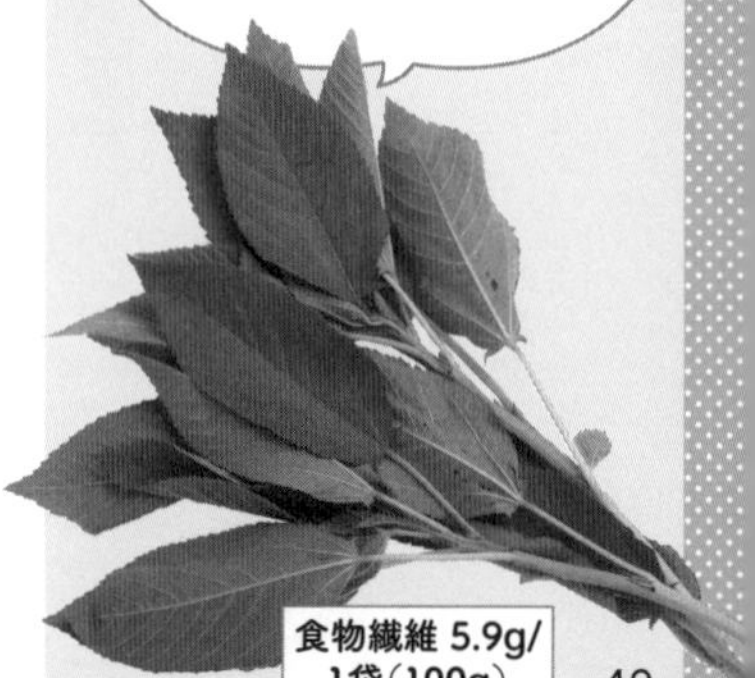

特に意識したい水溶性食物繊維。野菜や海藻のぬめり成分に注目

水溶性食物繊維を摂りやすい野菜・海藻

野菜
あしたば
モロヘイヤ
オクラ
春菊
短時間加熱や生で食べられるものだと取り入れやすい。サラダや和え物にするのがおすすめ。
パワーに注目!
カリウム
ポリフェノール（ケルセチン）
血圧を下げる
β-カロテン
ビタミンC・E
水溶性の栄養素が多いので、加熱を短時間にするか、スープで汁ごと食べる。
海藻
めかぶ
わかめ
昆布
寒天
寒天の原料であるてんぐさも食物繊維が豊富。昆布やわかめは、動脈硬化の予防に効果的なアミノ酸も含む。

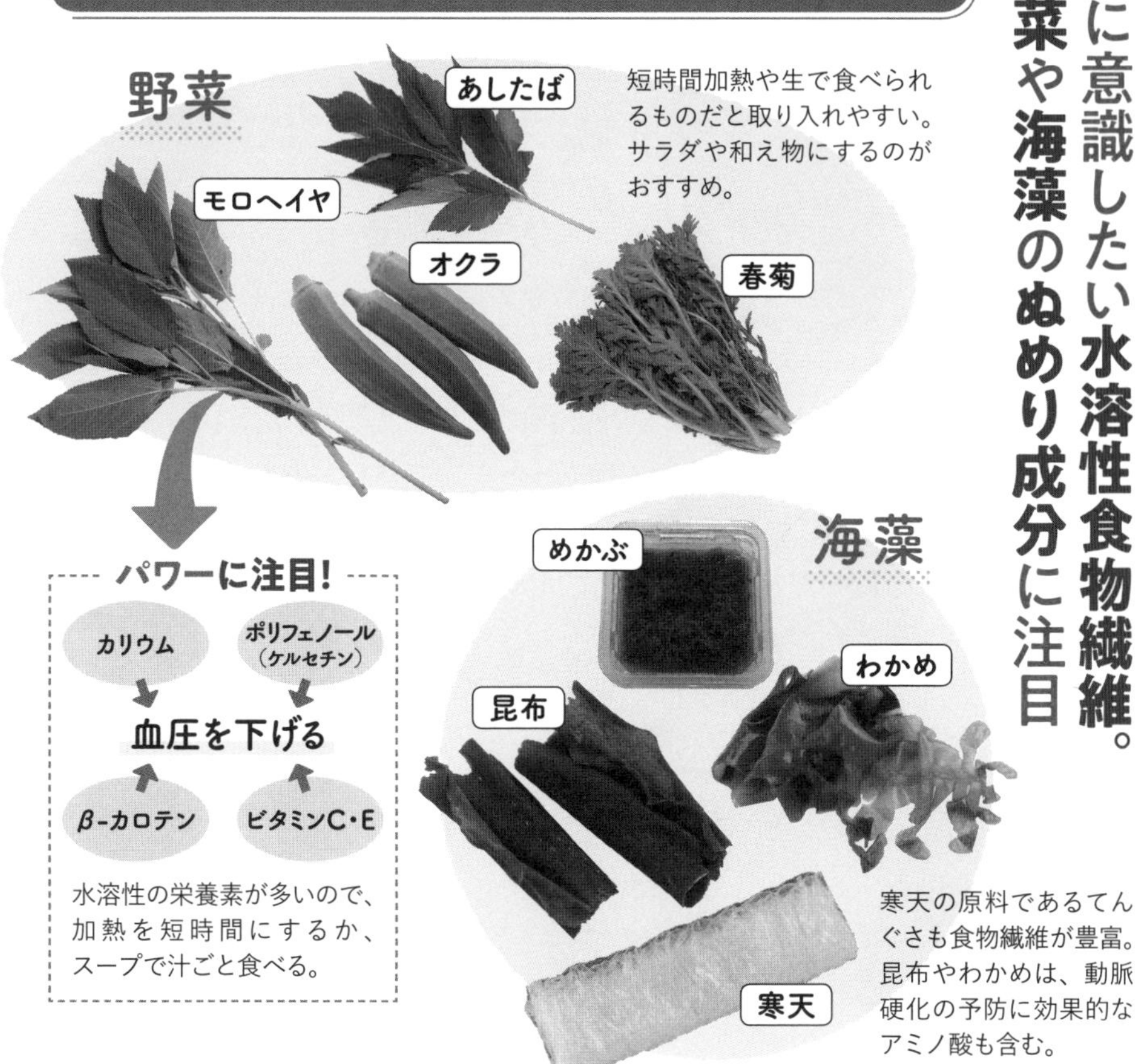

水溶性食物繊維には、グルコマンナンやペクチンなどがあります。**オクラやあしたばといった野菜や海藻類のぬめり成分のほか、きのこ類、果物など**に含まれています。

野菜で特に注目したいのは、モロヘイヤ。水溶性食物繊維を多く含むだけでなく、不溶性食物繊維も含まれています。ほかにも**ナトリウムの排出を促すカリウムや、抗酸化作用を持つβ-カロテン、ポリフェノールの一種であるケルセチン、ビタミンCやEなど**も含まれています。それによりコレステロールの酸化を防いで血流をよくし、動脈硬化を防ぐ効果が期待できます。

きざんだモロヘイヤに、ほかのぬめりのある野菜や海藻を合わせた和え物は、水溶性食物繊維も摂れる一品としておすすめです。

【高血圧によい4大栄養素――食物繊維】

アボカド入りの生ジュースで悪玉コレステロールを排出

食物繊維は果物からも摂取できます。アボカドやりんご、キウイなど、日常的に摂りやすい食材に多く含まれています。

コレに注目！
アボカド

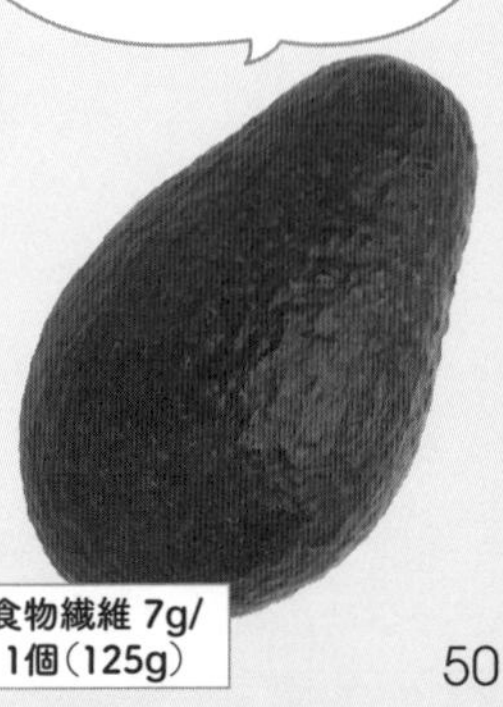

食物繊維 7g/1個（125g）

高血圧対策として積極的に摂りたい食物繊維は、ただでさえ不足しがち。摂取量を増やすためには、**野菜や海藻だけでなく、果物を食べる**ことをおすすめします。

多くの果物には**水溶性食物繊維のペクチン**が含まれています。加熱や味つけの必要がなく、手軽に摂れるのがよいところ。食物繊維を補うために野菜や海藻料理を用意するのもよいですが、デザートやおやつに果物を食べるのも一つの方法です。

アボカドなどの**果物**は、**食物繊維**の「**ちょい足し**」に最適

100g当たりの食物繊維量

果物	食物繊維量
アボカド	5.6g
りんご（皮つき）	1.9g
いちご	1.4g
キウイ（緑肉腫）	2.6g

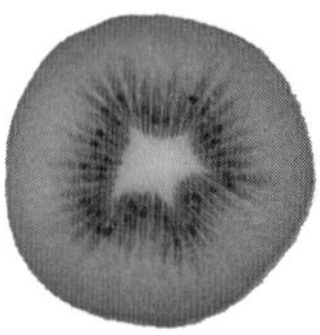

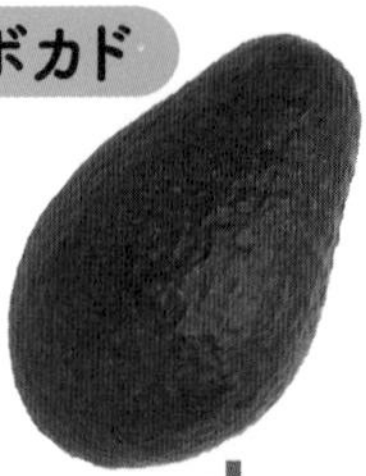

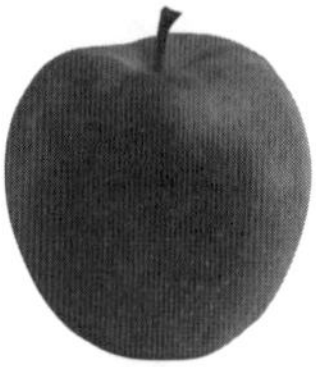

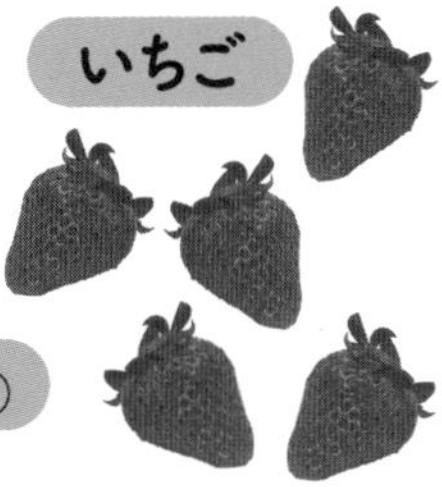

野菜や海藻のおかずと、デザートや間食の果物。両方から食物繊維を摂れば、目標値の「あと1～3g」(P48)に到達。

出典：「日本食品標準成分表2020年版（八訂）」

手軽に摂れる果物を、組み合わせて食べよう

抗酸化力のある果物を生ジュースに

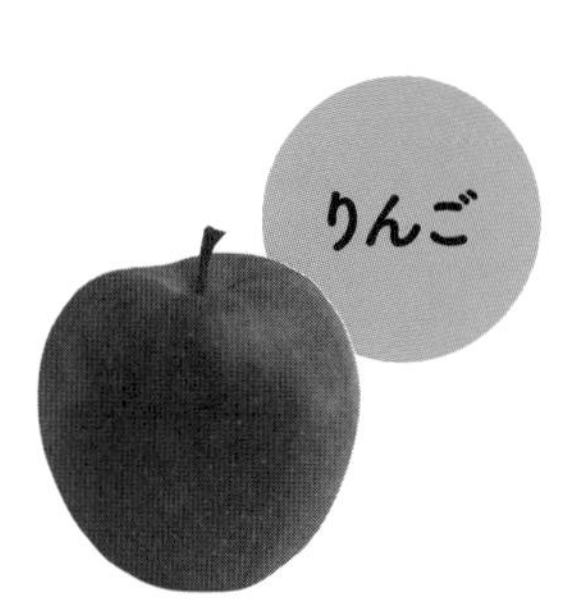

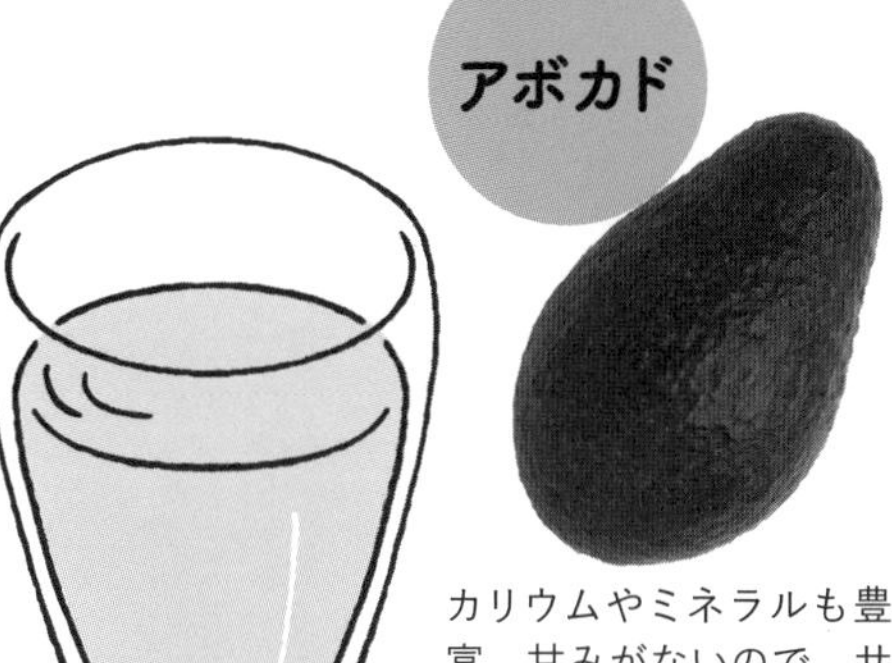

りんご

皮付きのままミキサーへ。皮ごとすりおろしたり、火を通して食べるのもおすすめ。ただし調理する際は砂糖を控えめに。

〈 こんな食べかたも 〉
- 皮ごとすりおろしてジャムに
- りんご煮など

アボカド

カリウムやミネラルも豊富。甘みがないので、サラダやスープなどの料理にも。食べすぎには注意。

〈 こんな食べかたも 〉
- アボカドとトマトの冷製スープ
- アボカドとチーズのサラダ など

調理メモ

皮ごとおいしく食べられるスターカット

皮つきのまま横に輪切りに。芯の部分が星の形に見えるため「スターカット」と呼ばれる。果肉に対して皮の面積が少ないので食べやすい。

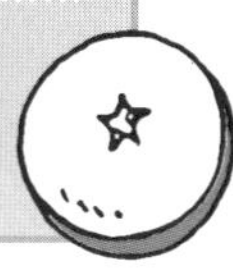

＼こんな食材を足しても◎／
- バナナなど（食物繊維）
- にんじん、パプリカ、トマトなど（β-カロテン）
- 牛乳、ヨーグルトなど（カルシウム）

果物ではアボカドに食物繊維が多く、1個（125g）当たりで約7gも含まれています。さらに抗酸化作用のあるビタミンC・E、良質な油（不飽和脂肪酸）も豊富です。

食物繊維を含んでいて、手軽に食べやすい果物としては、りんごもおすすめです。りんごにはペクチンのほか、血管の老化や血圧上昇を防ぐ働きが期待できるポリフェノールが含まれています。ペクチンは皮に多く含まれるため、**皮ごと摂る**とよいでしょう。

アボカドは高脂肪なので摂りすぎに注意し、1日当たり2分の1個を目安に取り入れましょう。皮つきのりんご（2分の1個ほど）と一緒にミキサーにかけ、クリーミーで食物繊維たっぷりの生ジュースにするのもおすすめです。

【高血圧によい4大栄養素――食物繊維】

主食を雑穀豆ごはんにしてトイレでの血圧急上昇対策に

排便するときのいきみによって、血圧は大きく変動します。便秘がちの人は不溶性食物繊維で便秘を改善しましょう。

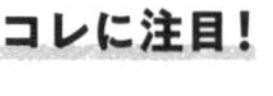

雑穀

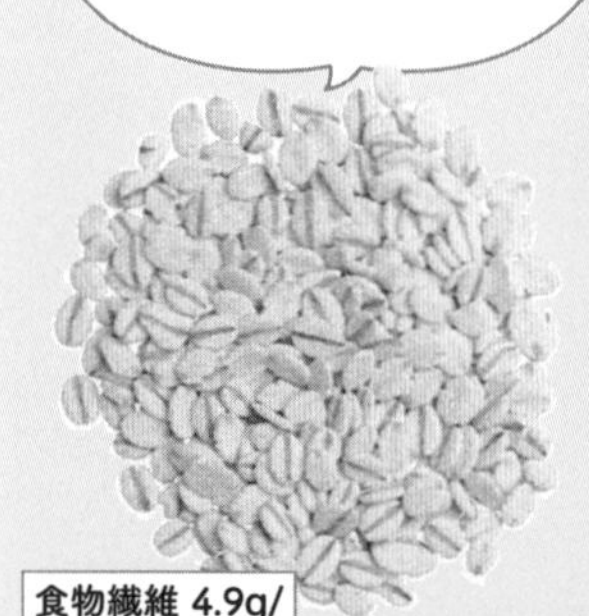

食物繊維 4.9g/1食（40g）

※大麦の場合。

主食を**精白米**から**雑穀**にすると食物繊維の摂取量は**みるみる増える**

不溶性食物繊維には、便の量を増やし、便秘を防ぐ働きがあります。便秘があるといきみによって血圧の急上昇を招くこともあるため、不溶性食物繊維は必要な栄養素です。

不溶性食物繊維は、**未精白の米や雑穀、大豆**などに豊富に含まれます。雑穀の中でも大麦は特に含有量が多いことで知られています。

雑穀の種類と健康効果

大麦
特に水溶性食物繊維を豊富に含んでいる。

玄米
食物繊維に加え、カリウムやカルシウムも。

はと麦
肥満を防ぐビタミンB群も多く含まれる。

黒米・赤米
黒紫色や赤色の色素に抗酸化作用も。

ひえ・あわ・きび
ミネラルやビタミンに富み、代謝を高める。

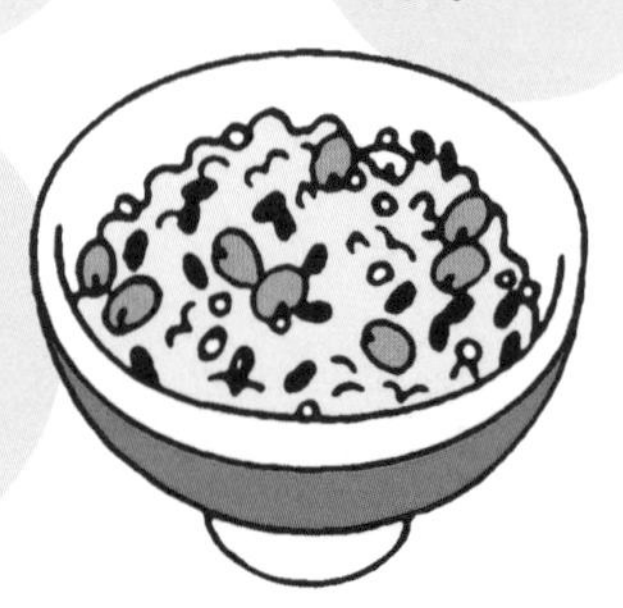

玄米以外は、精白米に混ぜて炊くのがおすすめ。五穀米や十穀米など、数種類がブレンドされた市販品を使うと便利。

パンは食物繊維と塩分に注目。おすすめは「より黒い」ライ麦パン

とりわけ一部の雑穀には**水溶性食物繊維（P48）のほか、高血圧の予防に欠かせないカリウムやカルシウムも含まれています。**数種類をブレンドした市販品を利用しつつ、白米に混ぜて炊けば食物繊維の摂取量が増え、食感の変化も楽しめます。

さらに、大豆も一緒に炊き込んだ「雑穀豆ごはん」もおすすめです。大豆も雑穀と同じように、**不溶性と水溶性の食物繊維がバランスよく**含まれている食材。大豆が入ることで食べごたえが増し、食べすぎによる肥満の予防にもつながります。

主食をパンにする場合も、食物繊維を意識しましょう。**小麦粉が原料のパンよりライ麦パンのほうが食物繊維が豊富**で、高血圧の改善に効果的。ライ麦パンには独特の酸味があって苦手な人も多いですが、食べかたを工夫すればぐんと食べやすくなるので、試してみてください。

ライ麦パンをおいしく食べるコツ

コツ1 薄くカットし、焼き加減はお好みで

ライ麦の比率が高いものほど薄く切る。目安は5～7㎜。風味を楽しむなら焼かずに。トーストすると酸味が和らぐ。

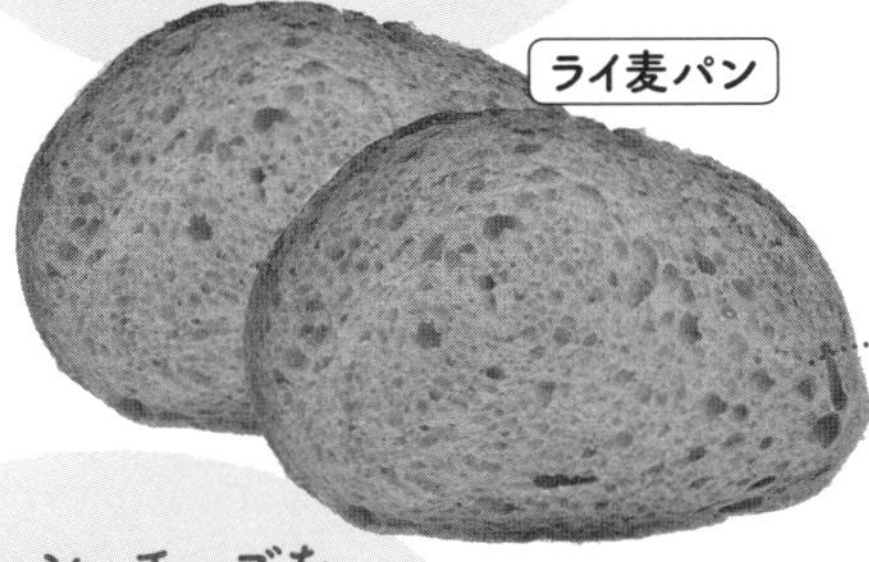

黒いものほどライ麦の配合率が高いので、酸味が強く、ずっしりと重い食感になる。

コツ2 フレッシュチーズをひと塗りする

乳製品の脂肪分で酸味がまろやかに。チーズの中では塩分の少ないクリームチーズや、やわらかいカッテージチーズなどを少量塗る。

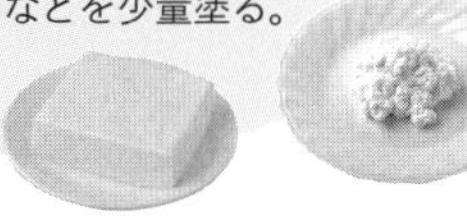

コツ3 魚やアボカドとオープンサンドに

魚なら塩分控えめのオイルサーディンを合わせるのがおすすめ。食物繊維が豊富なアボカド（P50）のディップも、脂肪分でライ麦パンの酸味が和らぎ好相性。

【高血圧で注目したいその他の栄養素】

わかめの酢の物に二重の塩出し効果が

わかめや昆布に含まれるアルギン酸は、ナトリウムの排出に効果があるといわれています。毎日でも取り入れたい食材です。

コレに注目！

わかめ

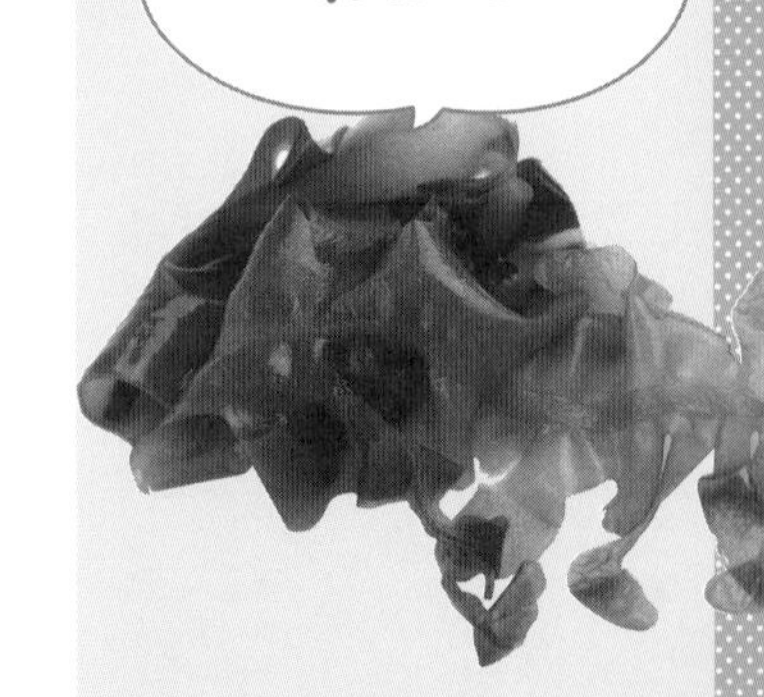

アルギン酸は体内に入ると、二重の働きでナトリウムを排出

海藻類に食物繊維が豊富に含まれることは前述（P48）した通りですが、その中に含まれる食物繊維の一種で、高血圧に関して特に強力な働きを持つ成分として注目したいのが、アルギン酸です。

アルギン酸は、食品の中ではカリウムなどと結び付いて存在していますが、体内に入ると消化の段階でカリウムを切り離し、ナトリウムと結合して体外に排出します。切り離されたカリウムにもまたナトリウムを排出する働きがあるため、アルギン酸には**二重の排出力**が期待できるというわけです。

アルギン酸はこの働きのために、**ほかの食物繊維に比べて特に高血圧改善効果が高い**といわれています。

アルギン酸の排出効果

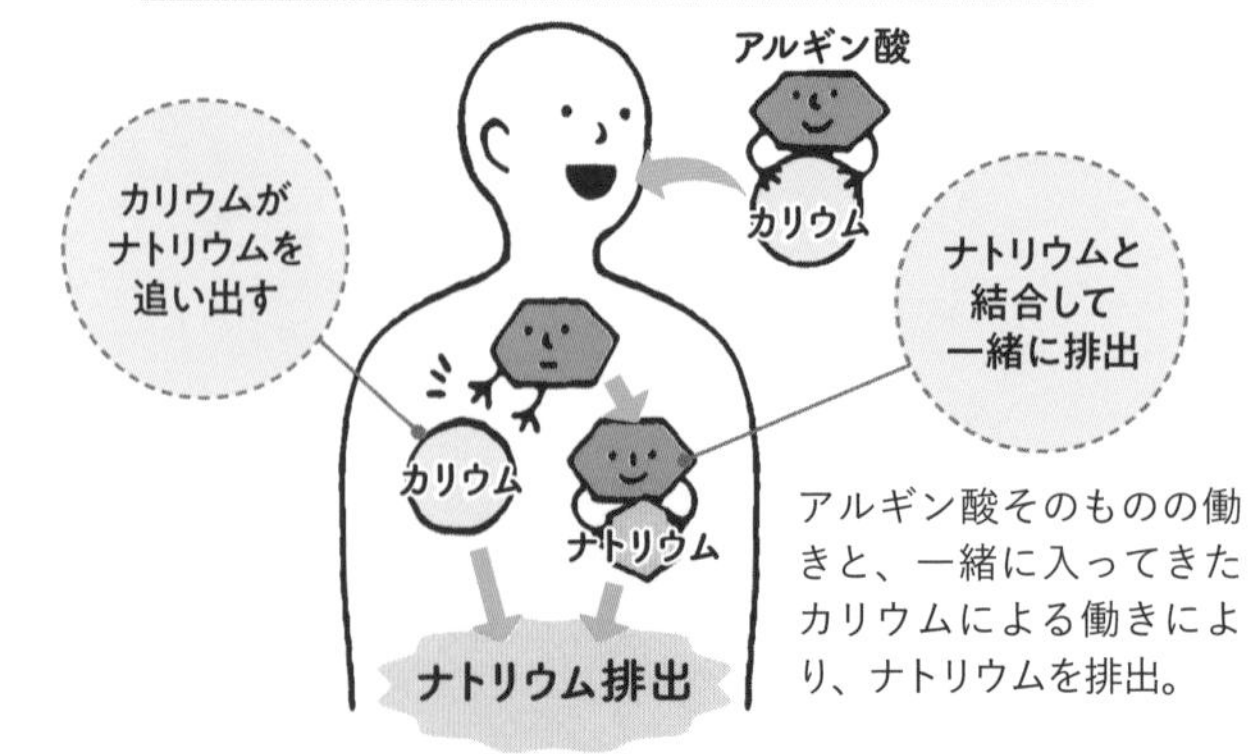

アルギン酸そのものの働きと、一緒に入ってきたカリウムによる働きにより、ナトリウムを排出。

塩分に注意しつつ、調理の際に工夫してミネラルの吸収率アップ

うまみを生かして減塩でもおいしく
アルギン酸が豊富な食材
昆布
「切り昆布」なら、和え物やサラダにも使いやすい。
わかめ
塩蔵（塩づけ）わかめはしっかり塩抜きを。ただし水につけすぎると栄養も風味も損なわれるため注意。
めかぶ
味つきのタイプは塩分が高いため、味なしを使う。
オクラ
やまいも
ネバネバ野菜と一緒に摂る
食感が似たもの同士で相性がよく、食物繊維もさらにアップ。
レモン
酢
クエン酸と合わせて吸収率アップ
クエン酸によって、海藻に含まれるミネラルの吸収率が上がる。

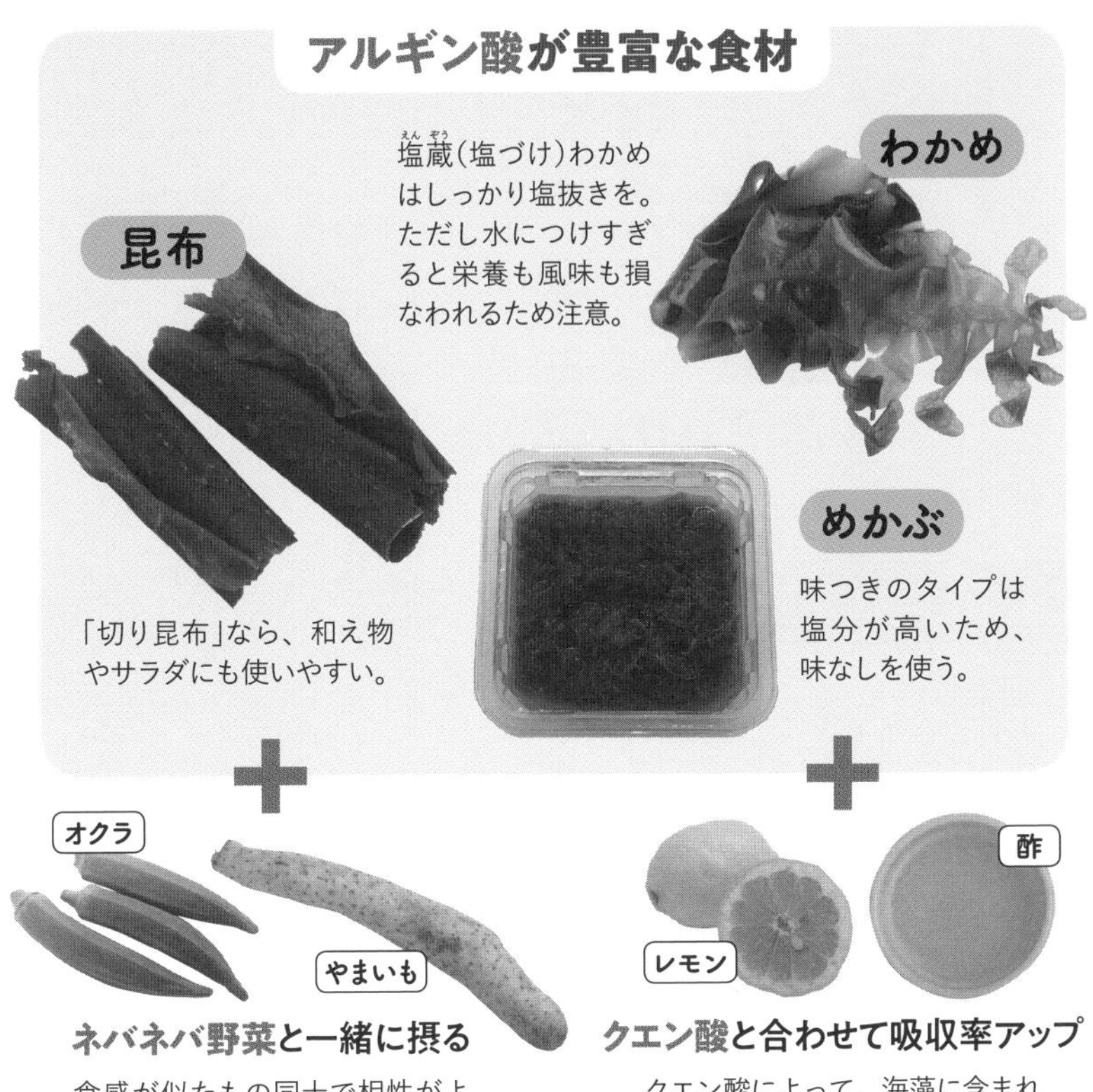

アルギン酸はわかめのほか、昆布やめかぶなどにも多く含まれています。いずれもアルギン酸のほか、**ミネラルや食物繊維といった血圧を下げる栄養素が豊富**なので、積極的に摂りたい食材です。

献立に取り入れるときは、塩分に注意。味つきのタイプや佃煮、塩昆布などは避け、塩蔵品は丁寧に塩抜きしてから使います。塩分をカットした「減塩わかめ」などを使ってみるのも一つの方法です。

おすすめの食べ合わせは、酢の物（手作り合わせ酢はP82）。クエン酸でミネラルの吸収率が高まります。独特の歯ごたえやぬめりが魅力なので、食感の似た野菜と合わせたサラダや和え物もよいでしょう。海藻特有のうまみがあるので、うす味でもおいしくいただけます。

【高血圧で注目したいその他の栄養素】

皮つきのいも料理で動脈硬化を予防する

いも類のビタミンCは、熱に壊れにくいのが特徴。血管を健康に保つために積極的に取り入れましょう。

コレに注目！

じゃがいも

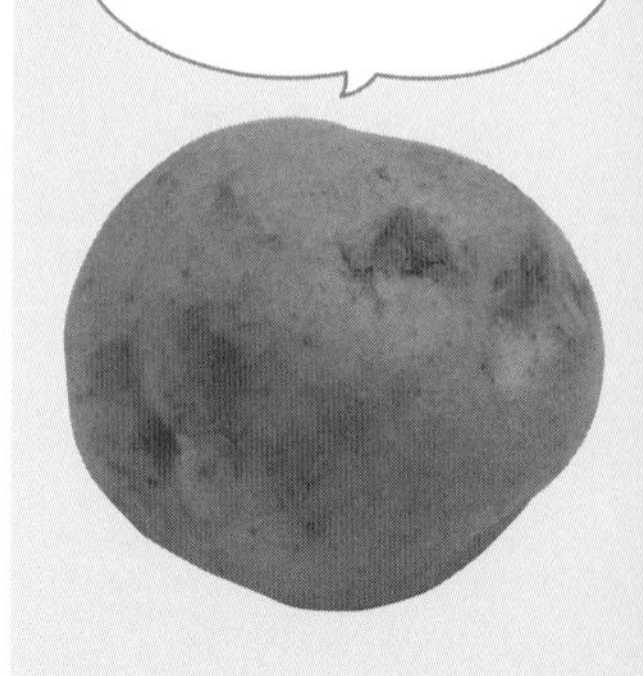

血管を丈夫にするビタミンCのほか高血圧対策に必須のカリウムも豊富

ビタミンCには**血管を丈夫にするほか、抗酸化作用によって動脈硬化を防ぐ**などの働きがあります。野菜に多く含まれますが、水でゆでると流出しやすく、調理には工夫が必要。その点、いも類のビタミンCは流出しにくく、温かい料理でも有効に働きます。調理法の幅が広く、ビタミンCの補給におすすめの食材です。

ビタミンCは野菜に豊富

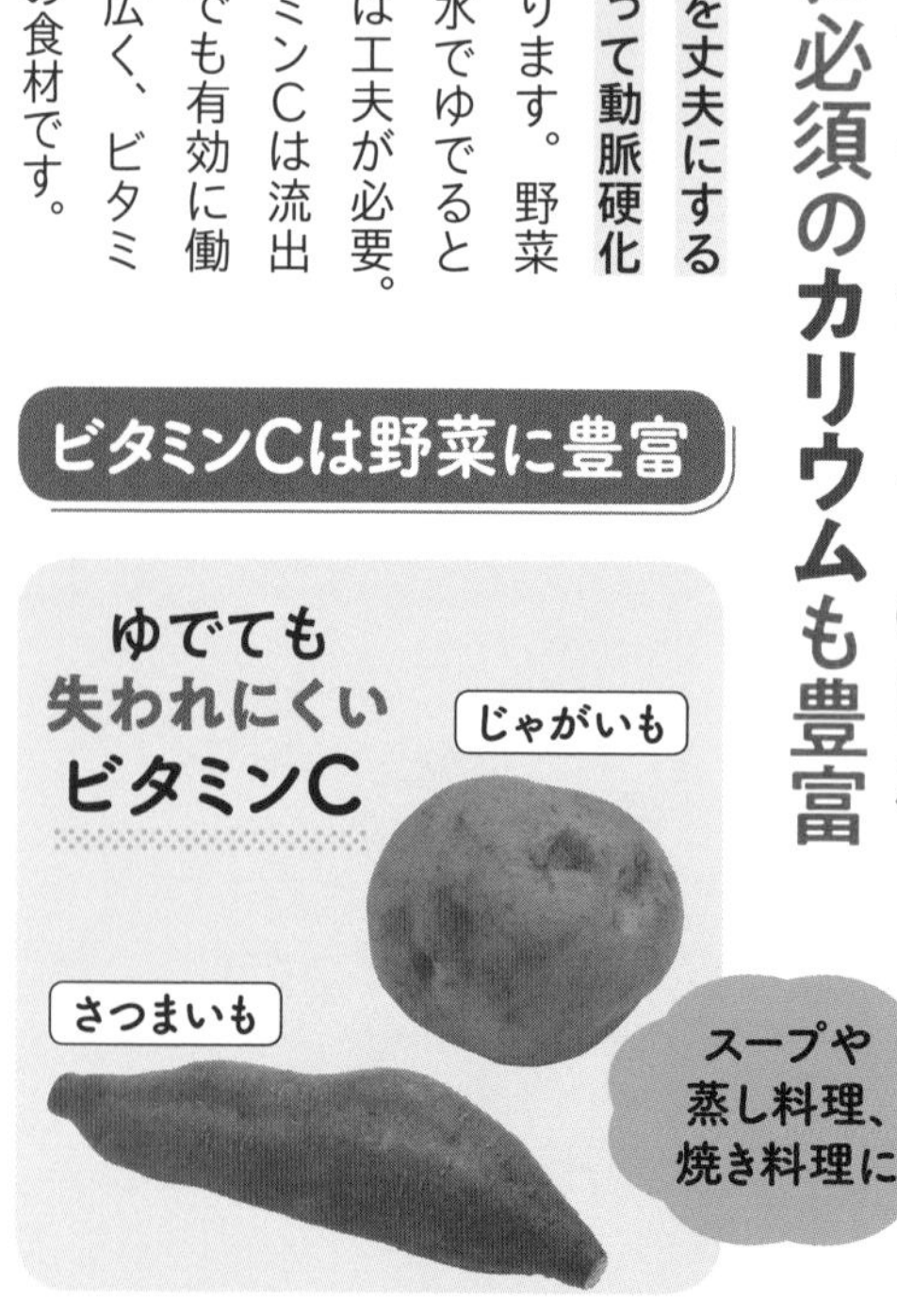

ゆでると
流れ出やすい
ビタミンC
サラダや
電子レンジ
調理などに
ブロッコリー
ピーマン

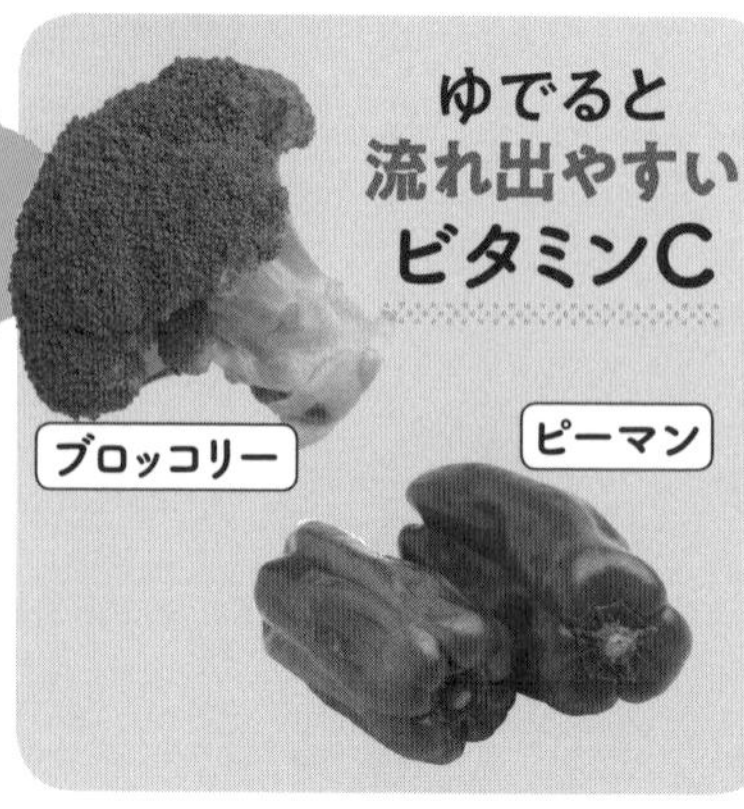

どちらかの食材に偏らず、適した調理法でいろいろな食材からビタミンCを取り入れよう。

高血圧対策でいも類を摂るなら**丸ごと料理やスープ**がおすすめ

ビタミンCはじゃがいものほか、さつまいも、さといもなどにも含まれています。いも類にはほかにも、**ナトリウムの排出を促すカリウムや食物繊維が豊富**に含まれていて、高血圧の改善に効果的な食材です。実際にいもをたくさん食べる地域では、高血圧の人が少ないという報告もあるほどです。

ただし**主成分が糖質なので、食べすぎないように注意**してください。肥満を招き、ひいては血圧上昇につながります。フライドポテトやコロッケなど、油をたっぷりと使う料理も避けたほうがいいでしょう。

ビタミンCをはじめとする栄養は主に皮に含まれているため、**皮つきのまま蒸したり焼いたりする**調理法がおすすめです。煮物にするなら皮つきのままだしで煮込み、調味料は仕上げに加えてからめるようにすることで減塩しましょう。

また、いも類に含まれるカリウムは水溶性のため、カリウムを意識するなら汁ごと食べられるスープにすると効果的に摂取できます。

調理メモ

ゆでるときは小さく切らない

ゆでるときに小さく切ると、水に触れる面積が大きくなり、ビタミンCが流出しやすくなる。大きめに切るか、皮つきのまま丸ごとゆでる。

いも類の調理のポイント

スープやポタージュで

- **さつまいものポタージュ**
- **じゃがいものビシソワーズ**

水溶性のカリウムが溶け出した汁ごと食べられる。冷製だと減塩効果も(P117)。

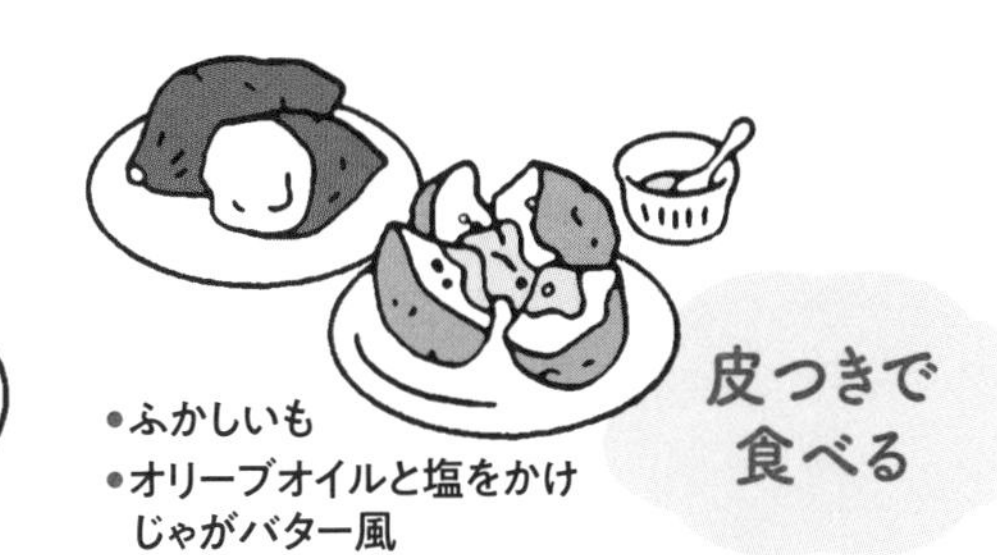

皮つきで食べる

- **ふかしいも**
- **オリーブオイルと塩をかけじゃがバター風**

皮つきのままグリルして付け合わせにしたり、減塩を守りつつ煮っころがしにしても。

【高血圧で注目したいその他の栄養素】

高血圧を防ぐ大豆たんぱくは豆乳料理で手軽に摂取

豆乳は、大豆を加熱し、おからを取り除いたもの。たんぱく質をはじめとする大豆の有効成分が詰まっています。

コレに注目！

豆乳

良質なたんぱく質が含まれるほか、高血圧の予防に効果的な**ミネラル**や**抗酸化作用のあるビタミン**など、原料である大豆の栄養を丸ごと引き継いでいる豆乳は、栄養価の高い食品です。

ごく少量の脂肪を含むものの、ほぼ不飽和脂肪酸（P98）なので、1日コップ1杯（200ml）程度なら心配には及びません。むしろ**悪玉コレステロールを減らし、血液をきれいに保つ**効果が期待できます。

1日コップ1杯飲むことで、善玉コレステロールが増える

大豆の栄養を引き継ぐ

ミネラル（カリウム・マグネシウム）
ナトリウムを排出したり、血流を改善する

大豆のたんぱく質
丈夫な血管を作る

ビタミンE ビタミンB群
血管の老化を防ぐ

良質な脂（不飽和脂肪酸）
悪玉コレステロールを減らす

↓

血圧低下・肥満改善

大豆の栄養成分をそっくり引き継いでいるのが豆乳。
1日コップ1杯程度が適量。

そのまま飲んだり、料理にも。大豆のコクで減塩もサポート

豆乳の特徴は、大豆と同じ栄養がぎっしり詰まっていながら、**大豆に比べて格段に消化吸収しやすく、使いやすい**ことです。最近ではスーパーでもさまざまなタイプの豆乳が手に入りますが、**「無調整豆乳」**がおすすめです。飲みやすく加工した「調製豆乳」や「豆乳飲料」は糖類が含まれるので避けましょう。

そのまま飲んでもよいですが、牛乳と同じような感覚でアレンジしてもよいでしょう。少し甘みを足したり、温めたり、コーヒーやココアを豆乳で割るなど、いろいろなバリエーションで楽しめます。

独特の豆の風味が苦手という人は、鍋や汁物、シチューなどの料理に使ってみてください。洋風和風問わず、意外と何にでも合います。栄養価はそのままに青臭さはほぼ感じられなくなるうえ、コクが出るので減塩の手助けにもなります。

さまざまな料理に使える

豆乳ドリンクとして

- 豆乳ココア
- 豆乳と野菜のスムージー など

少量のはちみつや果物でわずかに甘みを加えても飲みやすい

鍋のだしに

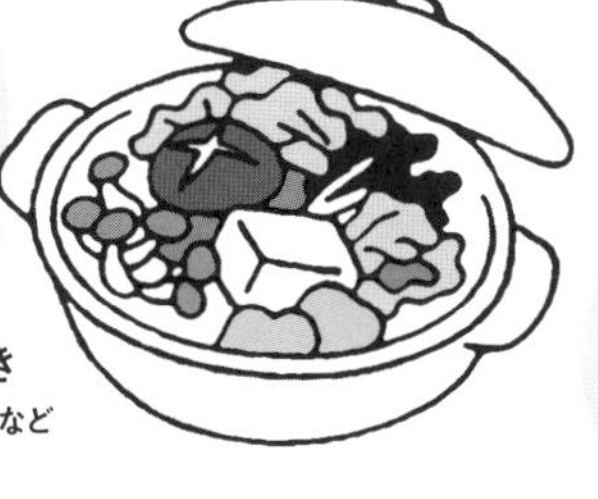

あっさりした鶏肉と好相性。レモンの輪切りを加えて味変も

- 豆乳の水炊き
- 豆乳リゾット など

汁物にプラス

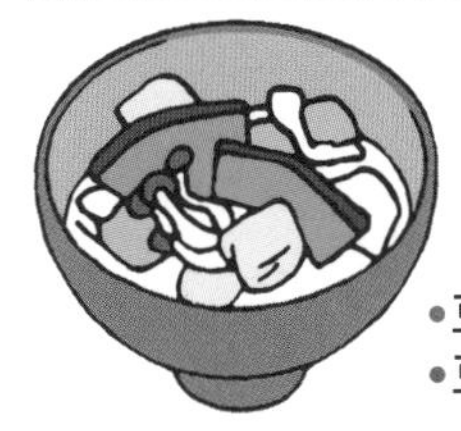

いつものみそ汁に加えるだけでも、まろやかな味わいに

- 豆乳豚汁
- 豆乳スープ

牛乳の代わりに使う

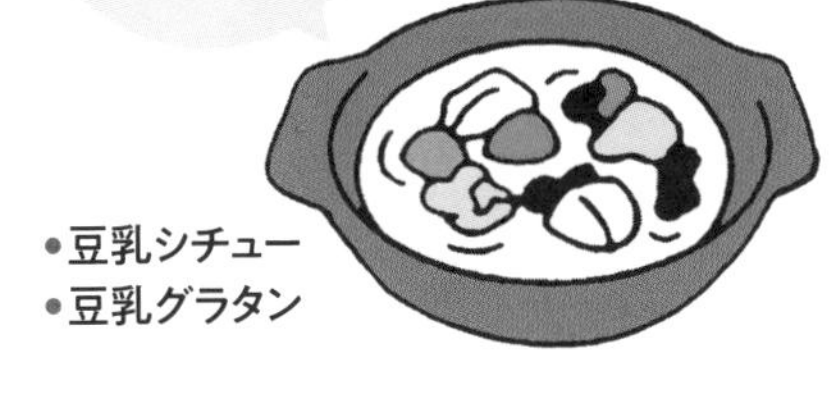

牛乳よりもあっさりと仕上がる。だしを入れて和風にしても

- 豆乳シチュー
- 豆乳グラタン

豆乳を使うことでコクが出るため、うす味の物足りなさを補い、減塩料理もおいしく仕上がる。

【高血圧で注目したいその他の栄養素】

脂身の少ないヒレステーキで動物性たんぱく質を摂る

肉類には高血圧では避けたい飽和脂肪酸が含まれますが、丈夫な血管を作るたんぱく質も豊富。工夫して食べましょう。

コレに注目!

ヒレ肉

肉類に代表される**動物性たんぱく質**は、**丈夫な血管**作りに欠かせない

肉類に含まれる飽和脂肪酸は、高血圧対策の食事では減らしたい栄養素（P86）。しかし肉類は、丈夫な血管を作るために欠かせない**良質なたんぱく源**でもあります。部位選びや調理法を工夫して**飽和脂肪酸をなるべく減らしながら、適量を守って食べること**が大切です。

脂身や皮は取り除くか、脂肪の少ない部位を選び、**1回60~100g程度**（P128）を目安に摂ります。野菜と合わせて栄養バランスを整え、なるべく減塩できる調理法を選びましょう。

なお、腎臓病がある場合は、たんぱく質制限が必要になることがあります。適切な摂取量は主治医に相談しましょう。

肉類の調理ポイント

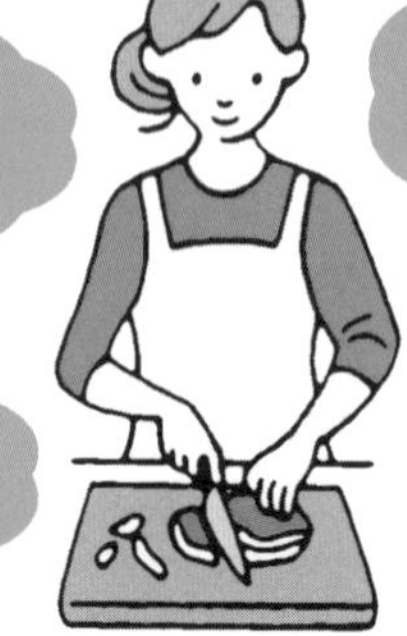

野菜と合わせる

煮込みより照り焼きやグリルに

脂身は取り除く

すき焼きや煮豚、煮込みハンバーグなど、調味料がたっぷりしみ込む料理法では塩分過多に。

飽和脂肪酸の少ない部位を選び、野菜と合わせて調理する

種類別の選びかたとおすすめの調理法

牛肉

もも（なるべく脂身なしで）

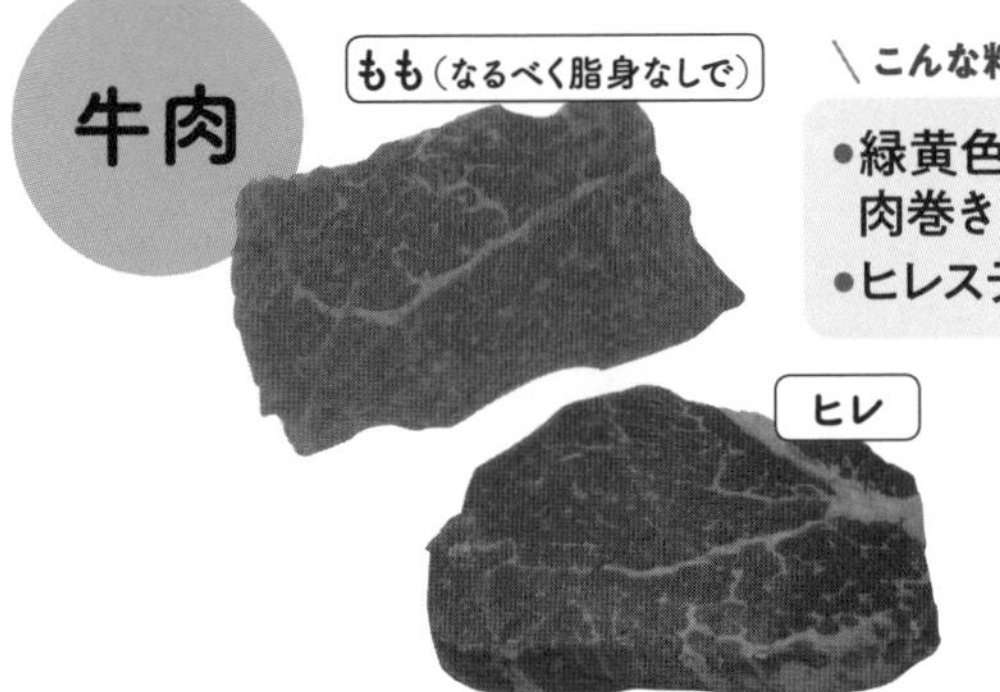

ヒレ

＼こんな料理で／

- 緑黄色野菜の肉巻き
- ヒレステーキ

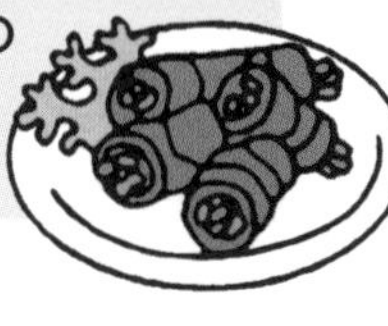

やわらかい霜降り肉やサーロインはやめ、噛みごたえのある赤身を選ぶ。素材のうまみを生かしたうす味で。

豚肉

もも（なるべく脂身なしで）

ヒレ

ビタミンB群が豊富。赤身を選ぶ。減塩のためには下味をつけず、酒やにんにくでくさみを消して。

＼こんな料理で／

- 豚ももと白菜の重ね蒸し
- ヒレ肉のガーリックトマト煮

鶏肉

むね（皮をとって）

＼こんな料理で／

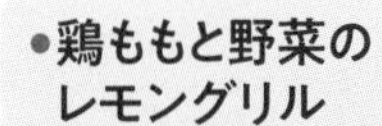

- 鶏ももと野菜のレモングリル
- 具だくさんかしわ汁
- ささみとわかめの酢の物

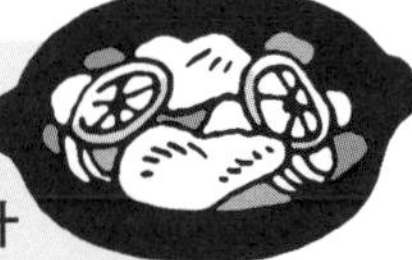

もも（皮をとって）

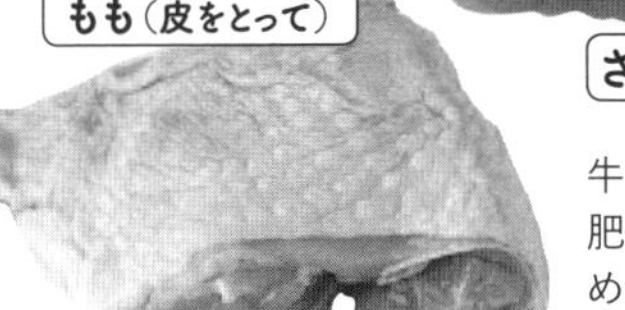

ささみ

牛や豚よりも低脂肪で、肥満対策には特におすすめ。肉の周りの白い脂身も取り除いて使う。

調理メモ

ひき肉の脂身に注意。赤身をひいてもらう

市販のひき肉は脂身が多く混ざっているので避けたい。赤身が多いものを選ぶか、赤身肉をひいてもらう。

【高血圧で注目したいその他の栄養素】

青魚のお刺身サラダが硬い血管をしなやかに

青魚に特に多く含まれる「DHA」や「EPA」には、血液をサラサラにし、血管をやわらかくする効果があります。

コレに注目！

青魚

魚の脂に含まれるDHAやEPAに、**血栓**を防ぎ、**中性脂肪**を減らす効果が

1日1gのDHA & EPAを摂る

旬	魚	目安量
旬5~7月ごろ	アジ	約120g
旬8~10月ごろ	イワシ	約70g
旬9~11月ごろ	サンマ	約40g
旬9~12月ごろ	サケ	約90g
旬12~1月ごろ	ブリ	約40g
旬12~2月ごろ	サバ（秋・寒サバ）	約70g

1gのDHA＆EPAを摂取できる目安量。脂がのっていて摂取効率が上がる旬の魚を選ぶ。

※「日本食品標準成分表2020年版（八訂）」をもとに編集部で算出。

魚の脂に多く含まれているのは、DHA（ドコサヘキサエン酸）やEPA（エイコサペンタエン酸）という脂肪酸です。**血中の中性脂肪や余分なコレステロールを減らして血液をサラサラにし、血栓ができるのを防ぎ、動脈硬化を予防する**働きがあります。ストレスを緩和する作用もあるので、ストレスによる血圧上昇を抑えるのにも有効です。イワシやサンマなどの青魚に多く、特に**旬の時期は摂取効率が高まります。**

加熱するなら汁ごと食べてDHAやEPAを残らず摂取する

魚の脂はなるべく落とさずに調理する

できれば生で

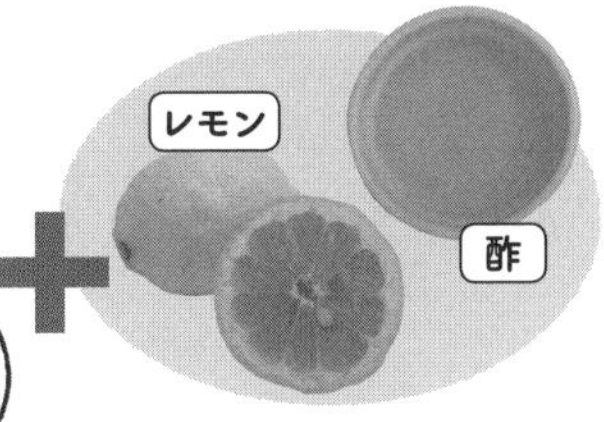

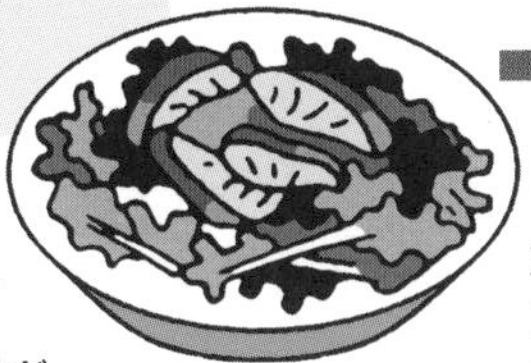

●お刺身サラダ
●カルパッチョ など

刺身に生野菜を合わせ、オリーブオイルや塩で。レモンや酢を合わせると生ぐささも和らぐ。

汁ごと食べる加熱料理で

●レンジ蒸しでアクアパッツァ 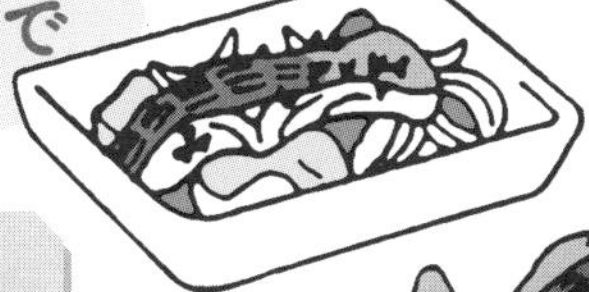
●ホイル焼き 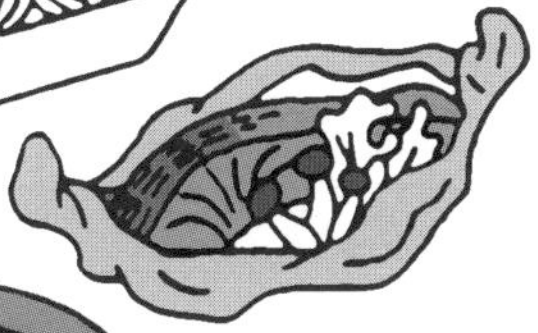
●つみれ汁

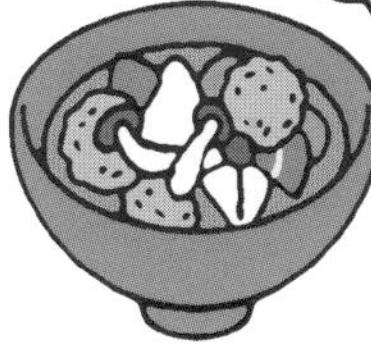

野菜と魚を重ねて電子レンジで蒸せばアクアパッツァに。調味料は控えめにし、うす味の汁ごと食べる。

調理メモ

手軽に使える缶詰も上手に取り入れて

サバ缶やツナ缶もDHAやEPAを含む。塩分が低いものを選び、パスタのソースやカレーなどに使って。

DHAやEPAは、体内で酸化されやすいのが難点。そこで、**できるだけ新鮮なものをお刺身で食べる**のがおすすめです。さらに、β-カロテンやビタミンCなど、抗酸化作用のある栄養素を豊富に含む野菜と合わせて、「お刺身サラダ」にすると理想的。ドレッシングとしてレモンや酢をかけると、魚のくさみが和らいで食べやすくなり、降圧効果もさらに高まります（P70、82）。

加熱するなら、**溶け出たDHAやEPAごと食べられる料理**にします。一般的に肉の脂は落とす工夫をしますが、**魚の脂は「なるべく落とさない」**ことがポイントです。具体的には、レンジ蒸しやホイル焼き、汁物、スープなどがおすすめです。魚のうまみを生かしてしっかり減塩し、脂ごと食べましょう。

イカ刺し、カキ鍋を食べると、血圧、心臓にも好影響が

魚介類に含まれる「タウリン」には、血圧を下げる働きがあるといわれています。高たんぱく低カロリーで肥満にも◎です。

コレに注目！
イカ

タウリンは、アミノ酸の一種です。**体内にあって血圧上昇に関わる物質「カテコールアミン」の放出を抑えて、血圧を安定させる**働きがあります。

血圧だけでなく血糖値やコレステロール値を下げる効果もあり、**交感神経を抑制**することで心拍数の増加や血管の収縮を抑え、高血圧を改善するといわれています。

さらに、**肝臓や心臓の機能を高めて、動脈硬化や心疾患を防ぐ**効果もあるとされ、注目されています。

タウリンには**血圧**のほか、**血糖**や**脂質**を**下げる**働きも

交感神経の働きを抑制

タウリンが豊富な魚介類

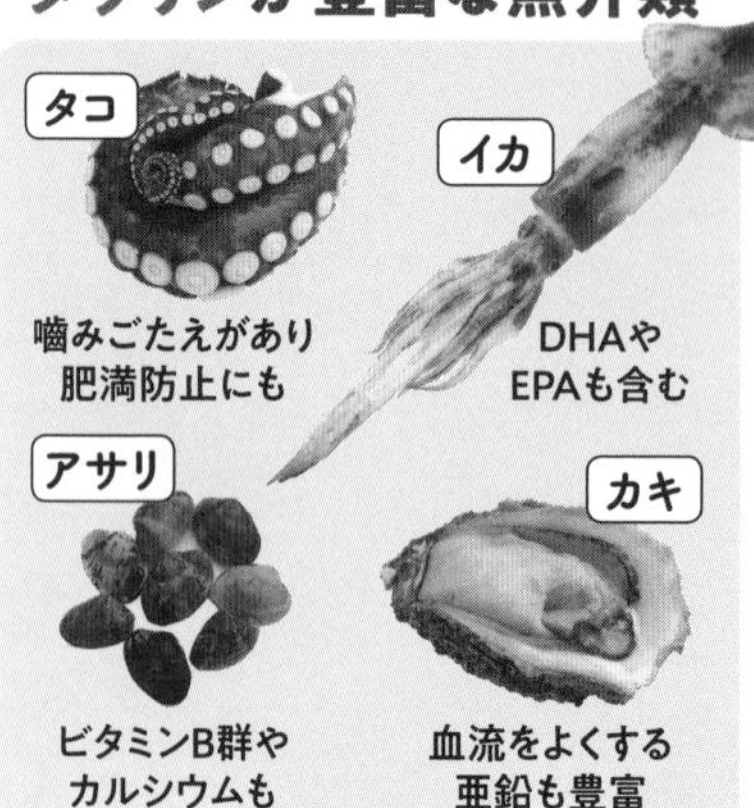

抑制

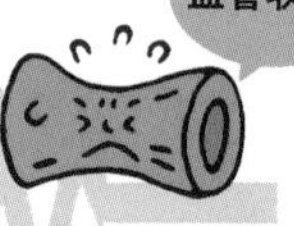

心拍数アップ！

〔交感神経の働き〕

交感神経が活発になると血圧が上昇。タウリンはその働きを抑え、塩分などが原因で起こる高血圧を改善する。

高たんぱくで低カロリー。肥満解消にもおすすめ

タウリンを豊富に含む食材は、イカやタコ、カキ、アサリから、アジやサバ、カツオなどの魚介類。これらは**高たんぱくで低カロリーなものが多いので、肥満がある人にもおすすめ**です。

タウリンを効率よく摂取するには刺身でいただくのがいちばんです。水溶性なので、汁ごと食べられる鍋物やスープにしてもいいでしょう。

イカやタコはコレステロールが多めなので避ける人も多いですが、毎日大量に摂るといった極端な食べ方でなければ、それほど神経質になる必要はありません。

ただし、**調理の際には脂質や塩分を摂りすぎないよう工夫**してください。揚げ物やバター炒めなど油たっぷりの調理法は避け、塩分控えめの和え物に。煮物にするときも調味料は最後に加え、さっと味をからませるように仕上げましょう。

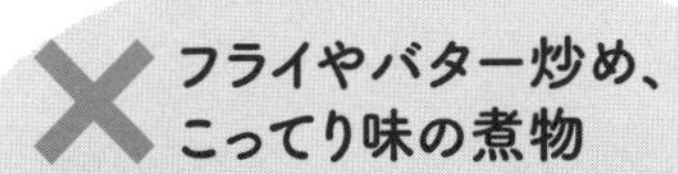

タウリンを効果的に摂るには

✕ フライやバター炒め、こってり味の煮物

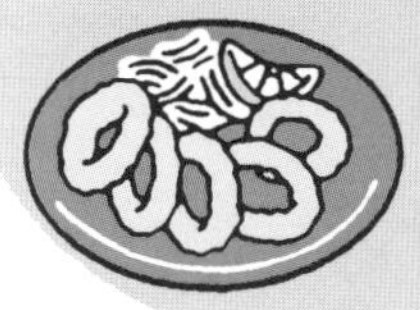

魚介類の食べかたとしてよくある調理法だが、脂質や塩分の摂りすぎになるため避けたい。

○ 加熱するなら、鍋やスープで汁ごと食べる

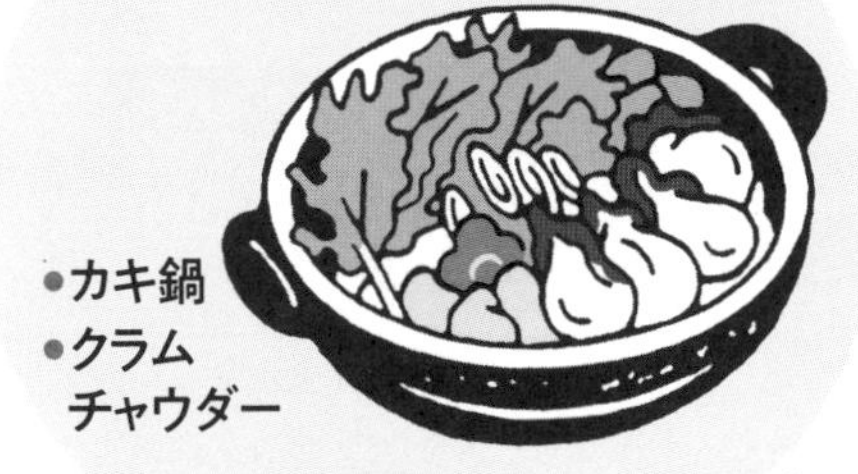

- カキ鍋
- クラムチャウダー

うまみたっぷりで減塩もしやすい。具は野菜を多めに。酒蒸しにするなら残り汁もスープや雑炊に活用するのがおすすめ。

○ 刺身や、海藻・野菜と和え物に

- イカ納豆とめかぶの和え物
- タコとわかめときゅうりの酢の物

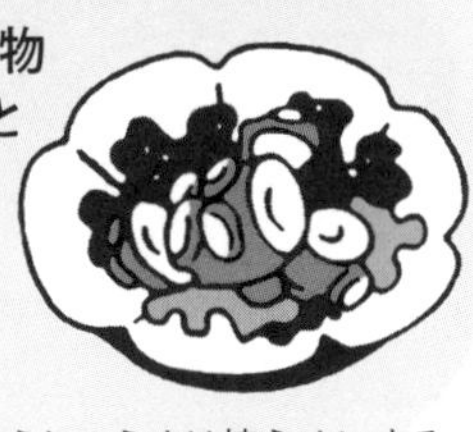

刺身や和え物に使うしょうゆは控えめにする。手作り合わせ酢を使った酢の物(P82)の具にしても。

そばは「おろし」や「天ざる」で血管によいルチンを摂る

そばには、血管や心臓を守る「ルチン」が豊富です。減塩に注意しながら、ルチンが溶け出たそば湯も飲みましょう。

コレに注目！

そば

そばに含まれるルチンほかの栄養素が血圧上昇の予防に好影響をもたらす

ラーメンやうどんなどの麺類は、汁も食べると高塩分。カロリーも高く、高血圧や肥満の人は注意が必要です。ただし、そばは別。栄養価が高く、**血管を丈夫にして血圧を下げるといわれるポリフェノールの一種「ルチン」が豊富**に含まれています。さらにカリウムやマグネシウム、食物繊維も白米などと比べても多く含まれています。

ルチンはそばの実の皮近くに多く含まれるため、そば粉の配合率が高い十割そばがおすすめ。中国で栽培されている「韃靼（だったん）そば」にも、ルチンが豊富に含まれています。

また、ルチンは水溶性なのでゆで汁に流れ出ています。減塩に気をつけつつ、そば湯も飲みましょう。

そば湯は飲みかたを工夫する

つけつゆ

つゆを少量
（そば湯が少し色づく程度）
加える

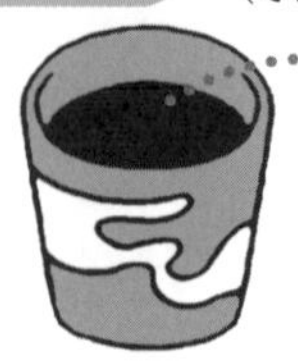

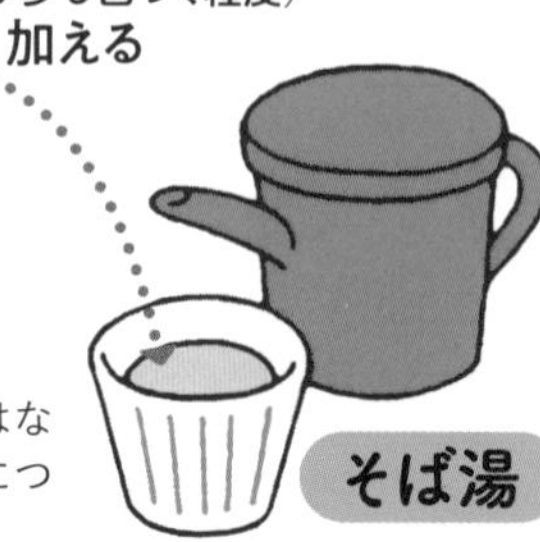

そば湯

つゆをそば湯で薄めるのではなく、湯のみに入れたそば湯につゆを少量加えて味わうといい。

薬味や合わせる食材によってより高い降圧効果が期待できる

うどんやそうめんなど、麺類は加工の過程で食塩を加えているものが多いのですが、そばは麺自体に塩分がほとんど含まれていないため、つゆの量や食べかたを工夫すれば、減塩も簡単にできます。

いちばん手軽に減塩できるのは、ざるそばです。ただし**ルチンは油と一緒に摂ることで吸収がよくなる**ため、野菜の天ぷらやかき揚げを添えて楽しむのもよいでしょう。

またルチンには、**ビタミンCの吸収を助ける**働きもあるため、ビタミンCを豊富に含む食材との組み合わせもおすすめです。大根おろしをたっぷりのせて「おろしそば」にしたり、ゆずの皮や青ねぎを薬味に添えましょう。

そのほかルチンを摂取する方法としては、市販の「韃靼そば茶」を飲んだり、そばの実を料理に取り入れてみるのも一つのアイデアです。

ビタミンCや油と一緒に

減塩を守るには…
ざるそば

つゆは少量(そばの4分の1から3分の1をつゆに浸す程度)を守る。そばの風味がより楽しめる。

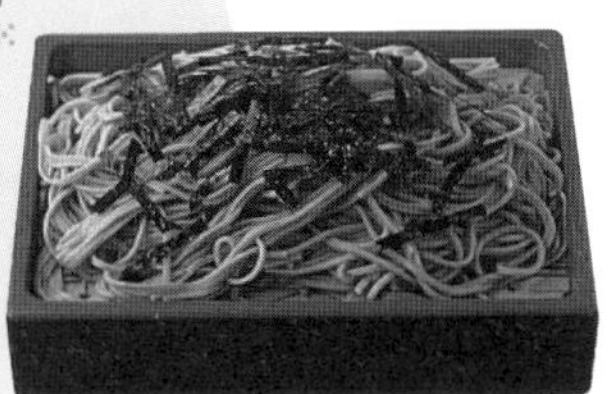

ビタミンCを摂るなら…
おろしそば

ルチンがビタミンCの吸収を助け、降圧効果も高まる。ビタミンCが豊富な食材を薬味にするとよい。

大根　レモン　青ねぎ　など

ルチンをより摂取するなら…
天ぷらそば

ルチンは脂肪分と一緒に摂ることで吸収率が上がる。たまにはエビの天ぷらや、緑黄色野菜のかき揚げを添えて楽しむのもおすすめ。

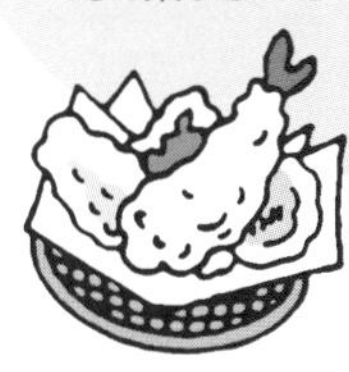

脂質でルチンの吸収率アップ！

【高血圧で注目したいその他の栄養素】

カカオたっぷりのチョコは高血圧の人にこそおすすめ

チョコレートに含まれるカカオポリフェノールには、血圧を下げる働きがあります。高カカオのものを選びましょう。

コレに注目！
ダークチョコレート

チョコレートの**カカオポリフェノール**で血管を拡げて高血圧を改善

チョコレートに含まれるカカオポリフェノールの一種「エピカテキン」には、**血中でコレステロールの酸化を防いで血液をサラサラにしたり、血管の内部の炎症を抑えて血流をよくする**ことで、血圧を下げる効果があるといわれています。さらに、チョコレートの原料である**カカオ豆にはカリウムも含まれ、余分なナトリウムの排出に効果的**です。

ただし、チョコレートならどんな種類でもOKというわけではありません。カカオの含有量が少ないミルクチョコレートやカカオマスを使わないホワイトチョコレートでは効果は少なく、砂糖も油脂も摂りすぎてしまいます。**カカオ70％以上のダークチョコレート**を選びましょう。

カカオポリフェノールの降圧効果

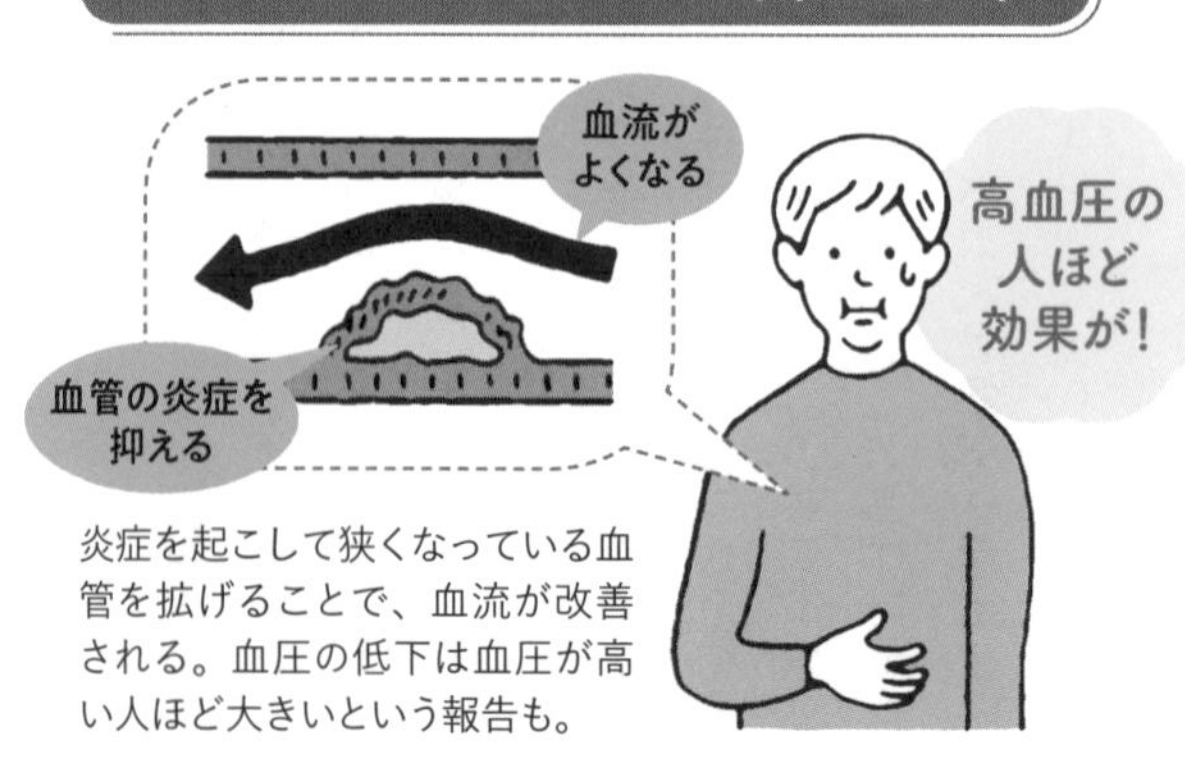

炎症を起こして狭くなっている血管を拡げることで、血流が改善される。血圧の低下は血圧が高い人ほど大きいという報告も。

1日に板チョコ半分までが目安。ほかの食材のポリフェノールも意識して

栄養成分を確認して適量を食べる

ポイント1
パッケージや栄養成分表示をチェック

ミルクチョコや成分調整ココアは、カカオ含有量が低く、砂糖や油脂の摂りすぎになるため避ける。

チョコレートなら…	ココアなら…
カカオ70%以上	成分無調整のピュアココア

ポイント2
食べすぎは禁物。1日に板チョコ半分まで

紫外線や仕事のストレスなどで体内の酸化が進む日中に、おやつとして少量を摂る。ほかの食材と合わせると満足感アップ。

ドライフルーツ（P38）やナッツ（P46）との組み合わせがおすすめ。

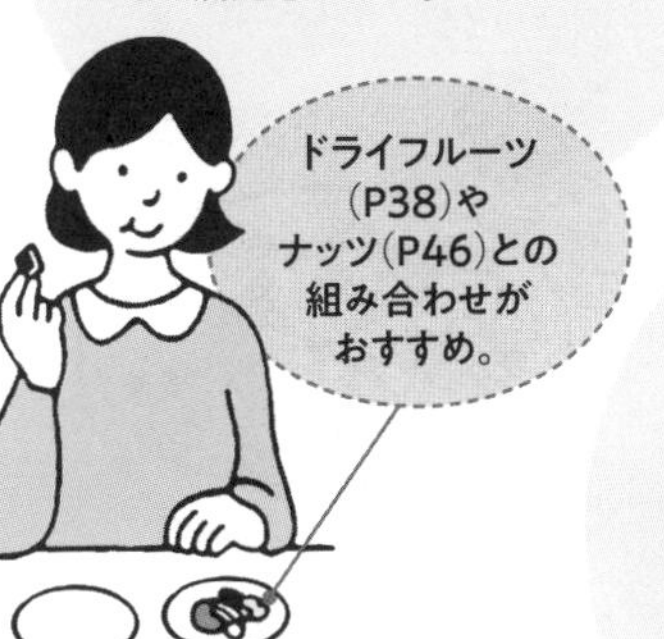

ポイント3
ポリフェノールはほかの食材からも摂取

高血圧に効くといわれるポリフェノールは、チョコレート以外の食材にも含まれる。いろいろな食材を意識して取り入れよう。

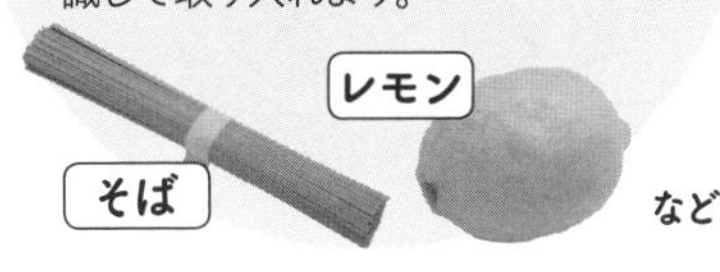

カカオ含有量は、パッケージや栄養成分表示で確認します。ちなみに、同じ成分を含むココアでも同様の効果が得られます。こちらも成分無調整のものを選びましょう。

エピカテキンは血中に長くとどまることができないといわれ、一度に大量に摂るのではなく、**1日25g程度を複数回に分けて食べる**のが理想的とされています。板チョコなら約半分、小包装なら約5粒程度が目安。味が濃く苦みもあるので、ドライフルーツやナッツと合わせると食べやすく、満足感もアップします。

ただし、カカオ含有量の高いチョコレートでも脂質やカロリーは高く、食べすぎは禁物です。ポリフェノールはほかの食材からも摂取できることを考え、**チョコレートばかりに偏らないことも大切**です。

【高血圧で注目したいその他の栄養素】

レモンは皮まで食べて降圧効果を丸ごと摂取

レモンポリフェノールは、動脈硬化や血圧上昇を防ぐ成分としても注目されています。皮ごと食べるのがおすすめです。

コレに注目！

レモン

レモンポリフェノールをはじめとする高血圧対策に効果的な栄養の宝庫

レモンの皮に主に含まれるポリフェノール「エリオシトリン」には、**脂肪肝や動脈硬化を予防する**作用があるといわれています。また、**血管を丈夫にするビタミンCやE、抗酸化作用を持つクエン酸なども豊富**に含まれています。

さらに、料理にさわやかな酸味をプラスすることで減塩のうす味をカバーする働きも。降圧作用と減塩サポートでダブルの効果が期待できるというわけです。

降圧の相乗効果を発揮

レモンに含まれる成分

レモンポリフェノール	抗酸化作用によって動脈硬化を防ぐ。
ビタミンC	コレステロールを減らし、血管を丈夫にする。
クエン酸	血流を改善することで血圧を下げる。

など

×

減塩サポート効果

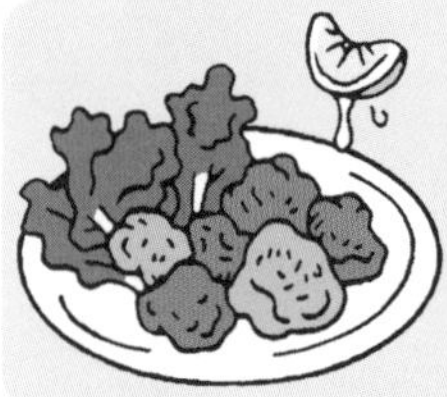

レモンの香りや酸味がうす味の物足りなさを補い、減塩を助ける。

＝

血圧上昇を防ぐ

飲み物や料理、調味料。皮はきざんで生で使うと便利

エリオシトリンは皮の部分に多く含まれるため、**皮ごと食べるのがおすすめ**です。防腐剤や防カビ剤が心配であれば、国産のレモンをよく洗って使ってください（洗い方は下図）。レモンの皮は加熱すると苦味が増すことがあるため、皮を食べ慣れていない人は、きざんで生のまま使うとよいでしょう。

ビタミンCやクエン酸は果汁にもたっぷり含まれます。市販のものでもOK。サラダや和え物、飲み物などに幅広く取り入れたいものです。

ちなみに、ポリフェノールが豊富な柑橘（かんきつ）類としてシークヮーサーも注目されています。シークヮーサーなどの柑橘類に含まれる**フラボノイドの一種「ノビレチン」には血糖値を安定させ、血圧を調整する働きがある**といわれています。果汁を薄めて飲むほか、レモンと同様に飲み物や料理に使ってみるとよいでしょう。

果実、皮を食べるアイデア

皮も食べるなら…

- きざんで調味料に混ぜる
- 天日干しにして薬味に
- 丸ごとミキサーにかけ、調味料やドリンクに混ぜる
- 輪切りにして蒸し料理や焼き料理に加える

加熱しすぎると苦味が出ることがあり、生のほうが使いやすい。料理に使うときは、仕上げに加えてさっと火を通す程度に。

果汁を利用するなら…

- 飲み物に混ぜる（牛乳やお茶、ソーダなど）
- 肉や魚料理にかける
- 調味料と混ぜる
- 酢の物やサラダに使う

牛乳や緑茶と合わせると、カルシウムやカテキンの吸収率を高めるという報告も。まとめて搾っておくか、市販のレモン果汁を利用しても。

調理メモ

皮ごと使うときは塩で洗うとより安心

粗塩を手にとり、少量の水を含ませ、レモンを包むようにして表面全体をよくこする。最後に流水でしっかり洗い流す。

【高血圧で注目したいその他の栄養素】

食後に緑茶を1～2杯飲むと降圧につながる

お茶には、渋みのもととなる成分「カテキン」に血圧上昇を抑えるほか、さまざまな効果を期待することができます。

コレに注目！

緑茶

血管、血圧に関わるカテキンほか、動脈硬化を防ぐ抗酸化物質も豊富

緑茶の特有の渋みを作り出しているのは、ポリフェノールの一種「カテキン」。**カテキンには、血管の収縮や血圧上昇に関わる物質を阻害する働き**があります。血中のコレステロールや中性脂肪を減らすことで、血液をサラサラにする作用も期待できます。日光を浴びたものほどカテキンの含有量が多くなるため、**玉露より煎茶**がおすすめです。

カテキンは1～2煎目に豊富に含まれるため、食後に2杯ほど飲むとよいでしょう。

また、緑茶にはカテキンのほか、**抗酸化作用のあるβ-カロテンや、ビタミンEも豊富**。こちらは脂溶性で、淹れたお茶には溶け出しにくいため、粉末にして摂るのがおすすめです。

粉末にして摂る方法もある

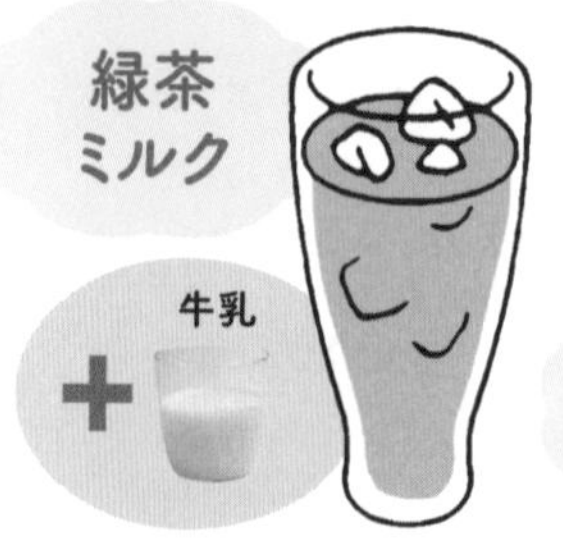

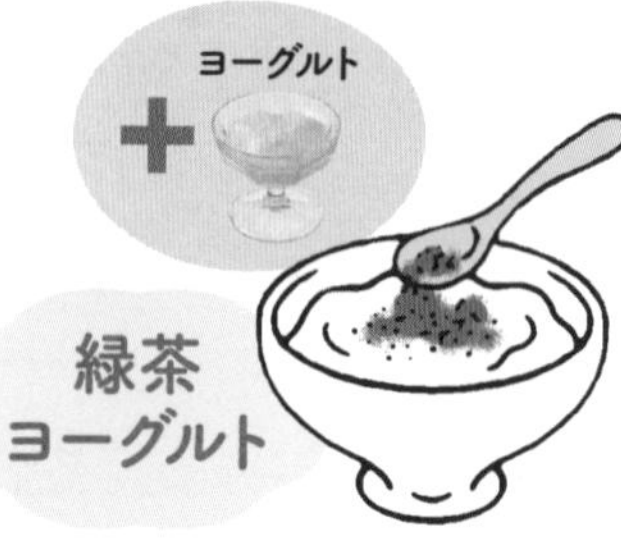

β-カロテンやビタミンEを効果的に摂るためには、茶葉用ミルで粉末にするとよい。乳製品と混ぜるとおいしさアップ。

さまざまなお茶で高血圧を予防。好みを見つけて飲む習慣をつけよう

降圧効果が期待できるそのほかのお茶

GABA茶

血圧を下げるといわれるGABAを豊富に含む

茶葉を窒素ガスの中で保存してから作る新種の緑茶。降圧が期待できるGABA（γ-アミノ酪酸）を、普通の緑茶より多く含む。

＼飲み方ポイント／
浸出時間は約30秒。1煎目で7〜8割のGABAが出る。

杜仲茶

血管を拡げる効果をもつ固有成分に注目

葉に含まれるゲニポシド酸が、血管を拡張し、血圧を調整。高血圧予防に欠かせないカルシウムやカリウムも豊富。

＼飲み方ポイント／
弱火で約10分煮出す。

ウーロン茶

ストレスによる血圧上昇の予防に

緑茶にも含まれるテアニンが、副交換神経を刺激。ストレスを和らげ血圧上昇を抑えることが期待できる。

＼飲み方ポイント／
100℃近くの高温で淹れる。

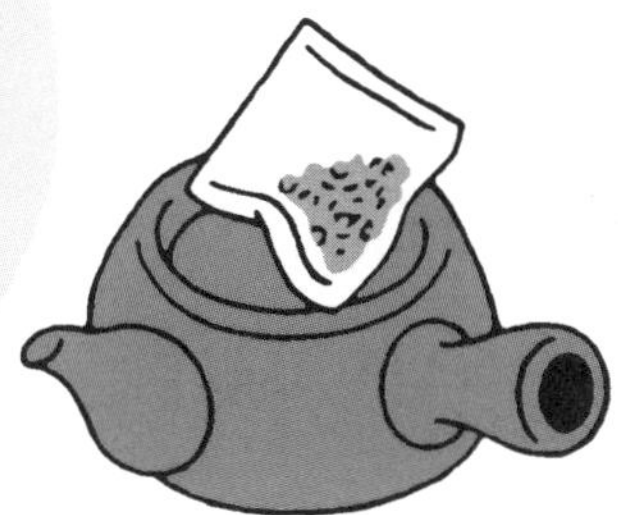

手軽なペットボトル入りもあるが、香りや風味を楽しみ薬効を高めるには、茶葉から淹れて飲むのがおすすめ。

緑茶のカテキン以外にも、いろいろなお茶に含まれる成分に、降圧効果が期待できるものがあります。

例えば、緑茶の茶葉に含まれる**アミノ酸の一種「GABA」**にも、血圧を下げる作用が認められています。GABAの含有量を高めた新種の緑茶「GABA茶」では、**1日3杯以上、3ヵ月飲み続けた人の半数以上に明らかな降圧効果が見られた**という報告もあります。

ふだん何気なく飲んでいるような、身近なお茶にも注目。血管を拡張し、血圧を調整する作用があるといわれる「杜仲茶（とちゅうちゃ）」や、ストレスが原因の血圧上昇を抑えるといわれる「ウーロン茶」などがあります。

いずれも**飲み続けることで効果が現れる**ので、お茶を淹れて飲むことを毎日の習慣にしましょう。

【高血圧で注目したいその他の栄養素】

卵のコレステロールが血管を丈夫にするのを助ける

コレステロールは悪者とされがちですが、丈夫な血管を作るために必要です。良質なたんぱく源から摂りましょう。

コレに注目！

卵

栄養バランスの優れた食品である卵を1日1個は摂りたい

卵には**良質なたんぱく質**のほか、**体内で合成できない必須アミノ酸**がバランスよく含まれています。さらに、**脂質や糖質の代謝を助けるビタミンB群や、血圧を下げるミネラルも豊富**。高血圧対策としても積極的に取り入れたい食材の一つです。糖分がほとんどないので血糖値を上げず、腹持ちもよいのでおすすめです。

卵黄に含まれるコレステロール（卵1個当たり約185mg）も、血管を丈夫にするためには必要な栄養素。ただし、摂りすぎると動脈硬化のリスクにもなります。卵の摂取量は、1日1個程度を目安とします。さらに、**血中コレステロール値が高い人の場合、卵黄ごと食べるのは1週間に2個程度まで**にしておきましょう。

コレステロールは食物由来のほか体内でも作られる

〈食品〉

〈体内で合成〉

食品から摂った脂質や糖質から作られる

コレステロールには食物由来のものと体内で合成されるものがある。体内では脂質や糖質から作られるため、脂肪や砂糖の摂りすぎに注意する。

野菜と合わせれば栄養価抜群。麺やごはんに足すのもおすすめ

ビタミンCや食物繊維が豊富な野菜と

緑黄色野菜
固ゆでにして
ゆで卵と合わせて
サラダに
ブロッコリー
細切りにして
卵と合わせて
炒め物に
ピーマン
トマトスープに
入れてかきたまに
トマト

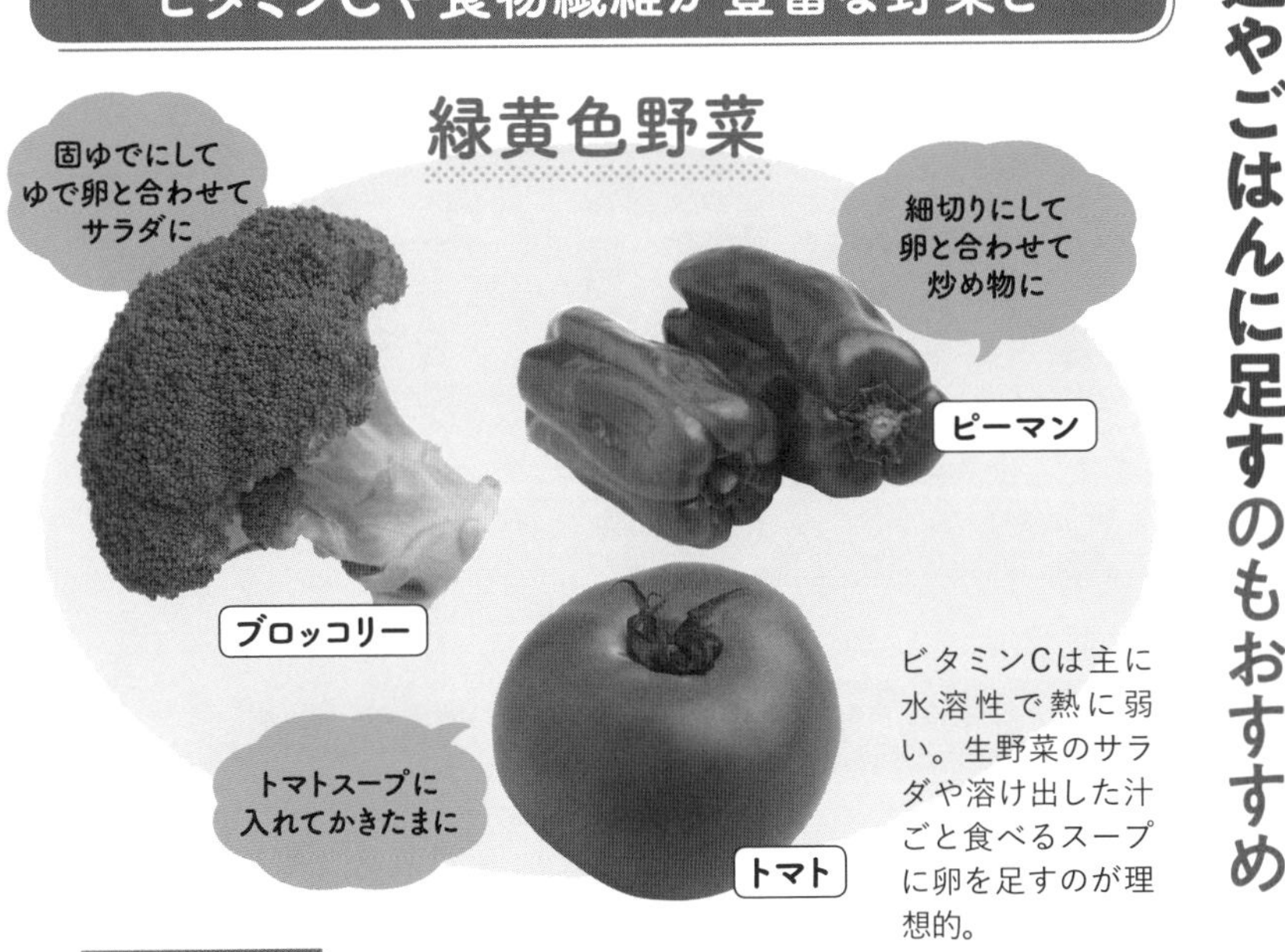

ビタミンCは主に水溶性で熱に弱い。生野菜のサラダや溶け出した汁ごと食べるスープに卵を足すのが理想的。

食べかたメモ

卵を使った加工食品には注意

卵は日常的に食べる調味料や加工食品にも含まれている。加工食品には砂糖や塩をたっぷり含むものも多いので、摂りすぎないように注意したい。

【コレステロール（mg）／食塩相当量（g）】

- マヨネーズ大さじ1（12g）：約16.8mg／0.2g
- たまご豆腐1丁（100g）：約190mg／1.0g
- プリン1個（120g）：約144mg／0.2g
- クリームパン1個（70g）：約98mg／0.1g
- シュークリーム1個（60g）：約120mg／0.1g

※「日本食品標準成分表2020年版（八訂）」をもとに編集部で算出。

このように栄養価が高い卵ですが、**食物繊維とビタミンC**は足りません。これらが豊富に含まれる野菜と一緒に食べると、栄養バランスはさらに整います。どんな食材とも相性がよく、調理法のアレンジもきくので、いろいろな料理で取り入れましょう。良質な油を使って加熱調理すると、卵黄に含まれる脂溶性のビタミンAやDの吸収率も上がります。

麺類やごはんものに偏りがちな食生活の人にも、卵はおすすめです。肉や魚料理を1品追加するのは手間がかかりますが、**目玉焼きやゆで卵を添えたり、麺類に生卵を落とす**といった方法なら手軽にたんぱく質を補えます。

ただし、お菓子や加工食品などにも卵は使われているため、摂りすぎ（上記）には注意してください。

【高血圧で注目したいその他の栄養素】

カラフル野菜炒めが健康な血管作りに一役買う

生活習慣病を防ぐには、ビタミンが必要です。体内でビタミンAに変換されるβ-カロテンを、積極的に摂りましょう。

コレに注目！
緑黄色野菜

抗酸化作用を持つβ-カロテンは、色味のある野菜に多く含まれる

野菜や果物の色素成分の一種が、β-カロテン。抗酸化作用があり、**コレステロールの酸化を抑えて血管の健康を保つといわれています。**

赤や黄色の野菜には特にβ-カロテン、α-カロテンが多く、ビタミンCやEも豊富。緑の野菜にはこれらのほか、カルシウムやマグネシウムなどミネラルも豊富に含まれています。

緑黄色野菜の種類

カルシウムやマグネシウムも豊富で血液サラサラに
ほうれん草
小松菜
緑
アスパラガス
水菜
など

トマト
赤ピーマン
にんじん
赤・黄
かぼちゃ
など
β-カロテンが動脈硬化の予防に

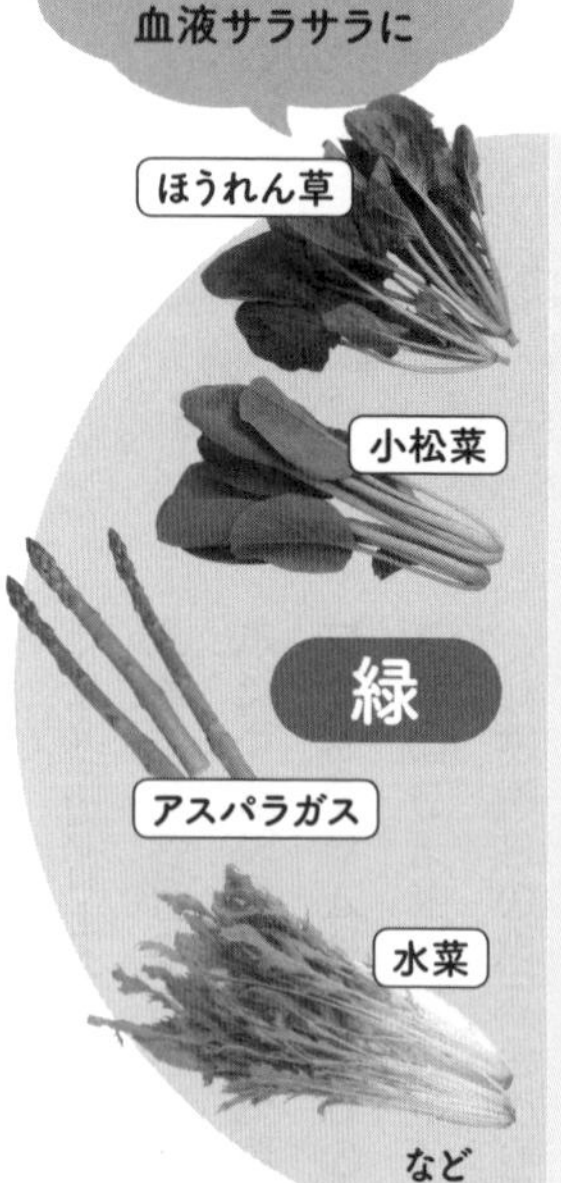

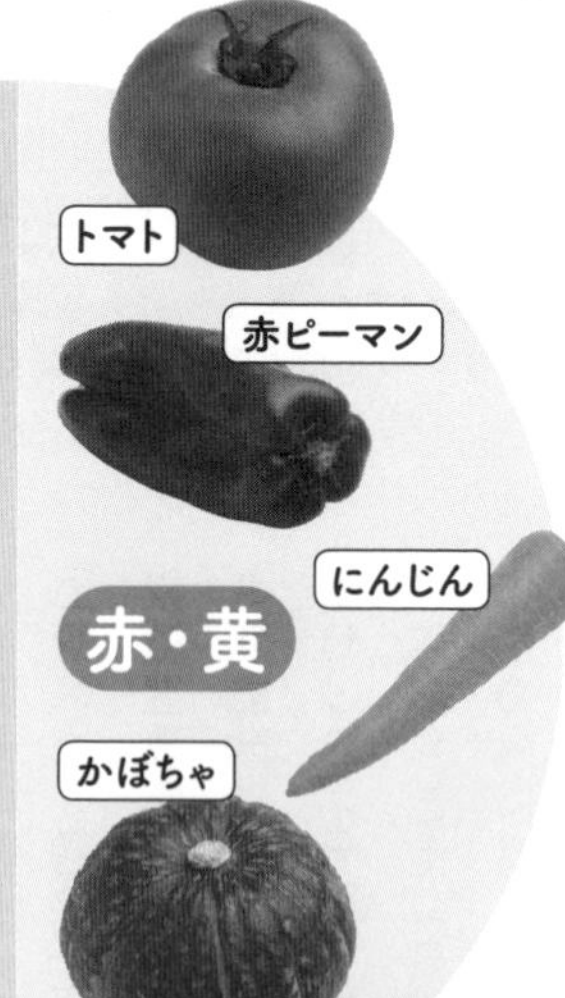

β-カロテンだけでなく、カルシウムやカリウムなど高血圧に効く栄養素を豊富に含んでいるものが多い。

オリーブオイルやごま油など油と一緒に摂ることで吸収率アップ

厚生労働省が提唱する野菜の摂取目標は1日当たり350g以上で、そのうち120g以上を緑黄色野菜で摂るのが理想とされています。しかし「国民健康・栄養調査（令和元年）」によると、日本人の野菜摂取量の平均値は約280gと、目標の8割程度。意識的に摂ることが大切です。

β-カロテンは油に溶けるため、**油と一緒に調理すると効率よく吸収できます**。加熱によってかさも減り、たっぷり食べられます。

また、抗酸化作用を持つ野菜の色や香りは「ファイトケミカル」と呼ばれ、**いろいろな種類を組み合わせると効率よく摂れます**。赤や黄色、緑の野菜を数種類取り合わせ、良質な油を使って炒めたり焼いたりする料理法がおすすめです。なお、野菜に含まれる**β-カロテンやビタミンCなどの量は旬が最も多く**、それ以外の時期に比べて数倍の差があることも。旬のものを選びましょう。

油を使った調理法で

β-カロテンの吸収率は、生食より油炒めのほうが高くなる。オレイン酸が豊富な油（P98）を使って調理するのがおすすめ。

〈こんな油と〉
- オリーブオイル
- キャノーラ油
- ごま油

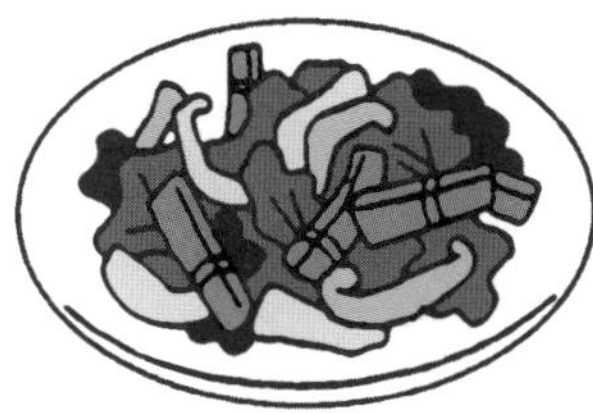

野菜炒め

硬い野菜は食感を残した炒め物に、葉物はさっと火を通してソテーに。

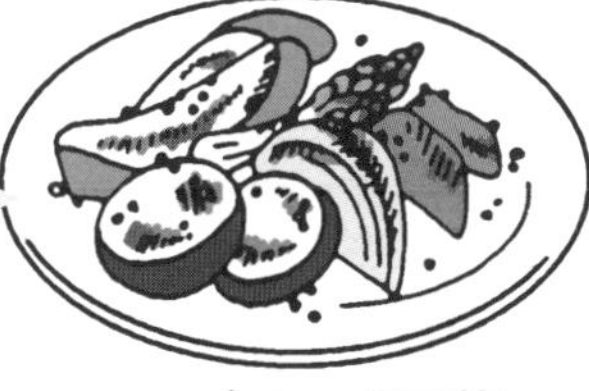

グリル野菜

魚焼きグリルで焼き色をつけ、オリーブオイルと塩少々をかけて。

ラタトゥイユ

好みの野菜をオリーブオイルで炒め、トマト缶と塩少々を加えて煮詰める。

調理メモ

生野菜も添えればより完璧に！

緑黄色野菜には加熱によって失われる栄養素も含まれている。野菜スティックやサラダなどで生でも摂るようにしたい。

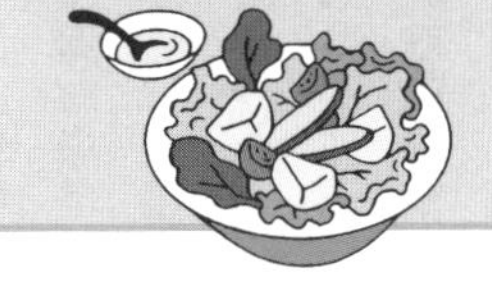

※腎臓病がある場合、カリウム制限が必要になることがあるので、上記の食材の摂取量は主治医に相談してください。

【高血圧で注目したいその他の栄養素】

代謝を高めて肥満を防ぐサケ&きのこのホイル焼き

サケやきのこに含まれるビタミンB群は、主に糖質や脂質の代謝を助けます。なるべく水を使わず、短時間で調理しましょう。

コレに注目！
サケ

サケに含まれるビタミンB群が、脂質や糖質の代謝を助ける

水を使わず調理する

ビタミンB群を含むおすすめの食材

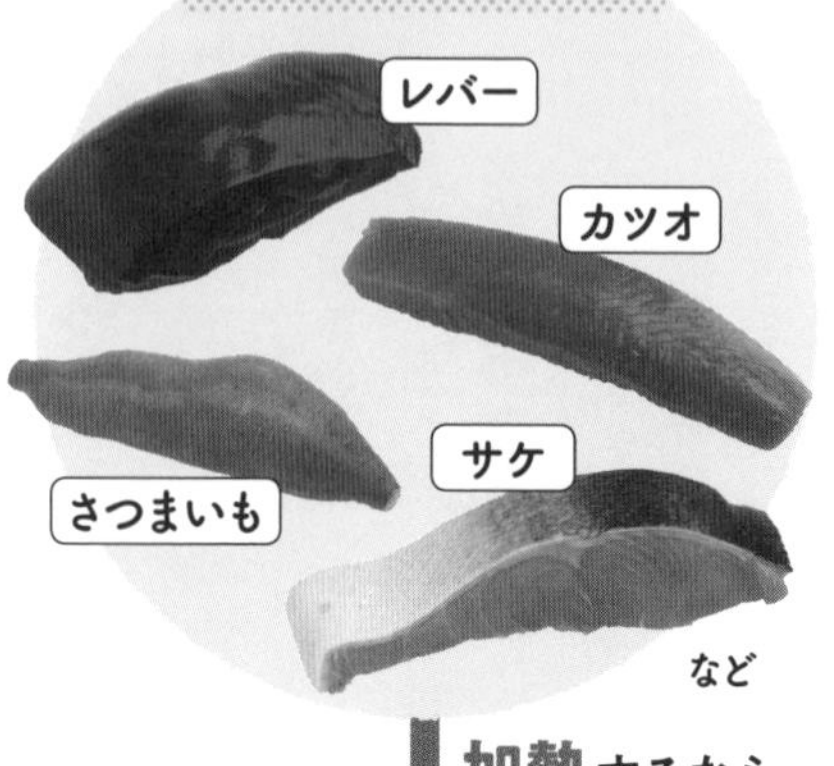

加熱するなら

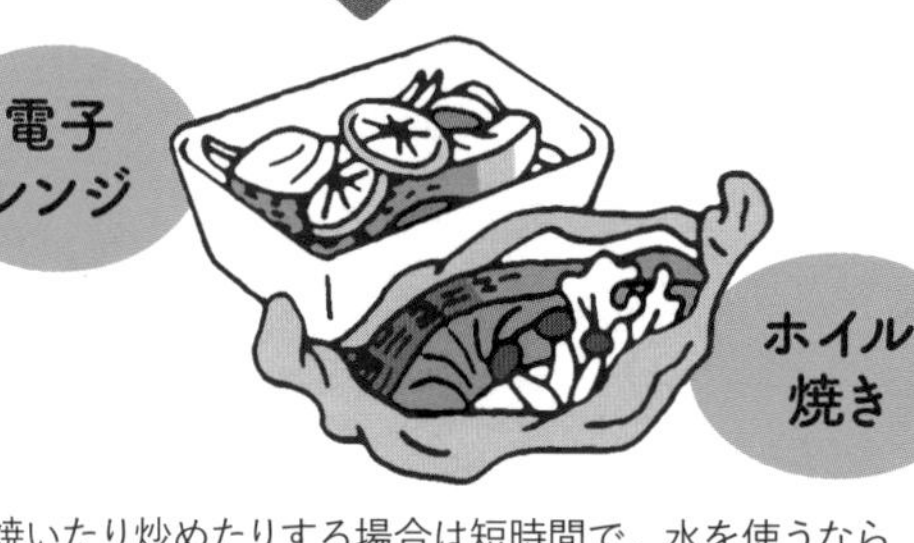

焼いたり炒めたりする場合は短時間で。水を使うなら、ビタミンB群が溶け出した汁ごと食べるスープや鍋がおすすめ。

サケには、ビタミンB群が豊富に含まれています。ビタミンB群には、**糖質や脂質の代謝を促す作用があり、血液をサラサラにしたり、肥満を防ぐ**効果が期待できます。

ビタミンB群は水に溶け出しやすく熱に弱いため、**加熱するならなるべく水を使わず短時間で調理しましょう**。電子レンジ調理やホイル焼きにすると、損失を抑えられます。新鮮なものが手に入れば、お刺身で食べるのも理想的です。

きのこも、ビタミンB群が豊富。食べごたえがあり満腹感もアップ

高血圧に効果のある成分も

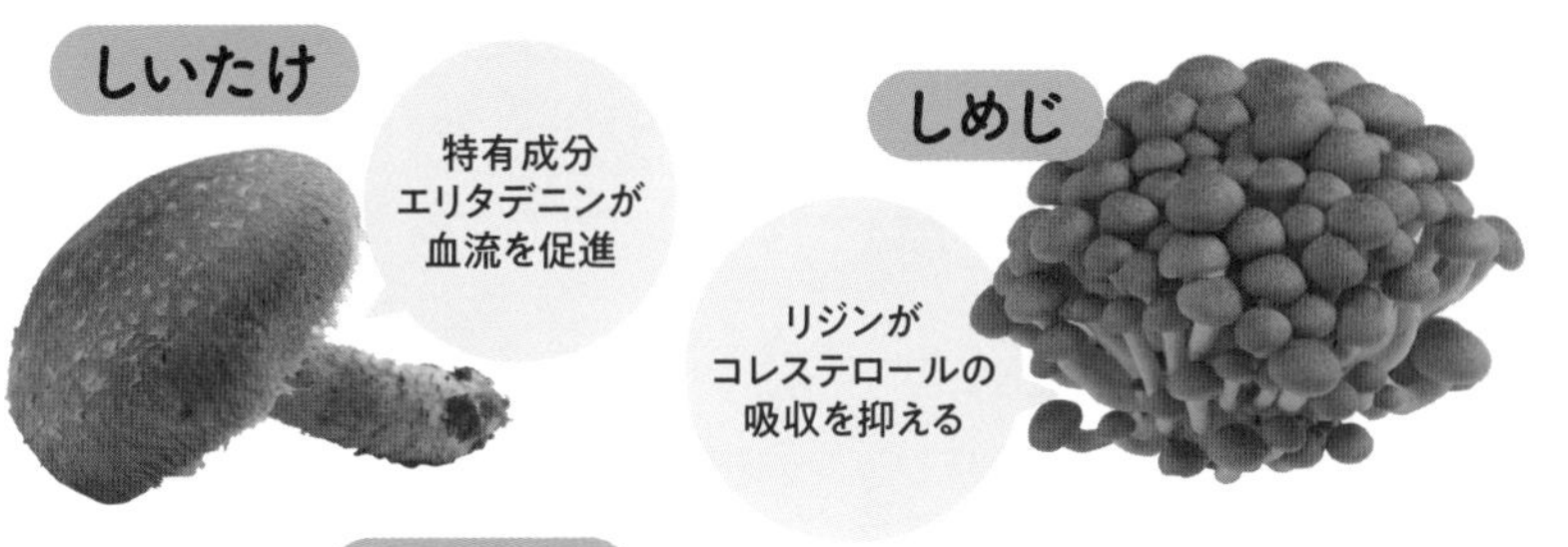

まいたけ
食物繊維が
血圧の急上昇
を予防

なめこ
ヌルヌル成分は
食物繊維の
ムチン

エリンギ

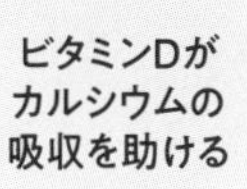

ビタミンDが
カルシウムの
吸収を助ける

低カロリーで、料理のかさ増しにおすすめ。独特のうまみがあり、うす味でもおいしさを感じやすい。

調理メモ

水で洗うと栄養も風味も逃げる

洗わず、気になる汚れは固く絞ったふきんで拭き取る。なめこはさっと洗い、ぬめりに混じった汚れを取る。

ビタミンB群をさらに摂取するために注目したい食材が、きのこ類です。ビタミンB群の中でも、ビタミンB_1やB_2が豊富。**ミネラルや食物繊維もたっぷり含まれ**、血圧を下げる効果が期待できます。さらに上図のように、種類ごとに**高血圧や生活習慣病の予防に効果的な特有の成分**も含まれています。

きのこは基本、加熱しないと食べられませんが、**火を通すときは水を使わない焼き料理や電子レンジ調理**にします。サケと一緒にホイル焼きにすれば、ビタミンB群がたっぷり摂れる一皿に。魚焼きグリルを使ってシンプルに焼く調理法も、きのこの風味や有効成分を逃がさないのでよいでしょう。良質な油を使ってさっと炒めても、かさが減ってたっぷり食べられるのでおすすめです。

【高血圧で注目したいその他の栄養素】

オニオンフライで血液サラサラ成分を上手に摂取

玉ねぎの刺激臭や辛みのもととなる成分は、血栓ができるのを防ぎ、動脈硬化の予防に効果的。加熱調理がおすすめです。

コレに注目！

玉ねぎ

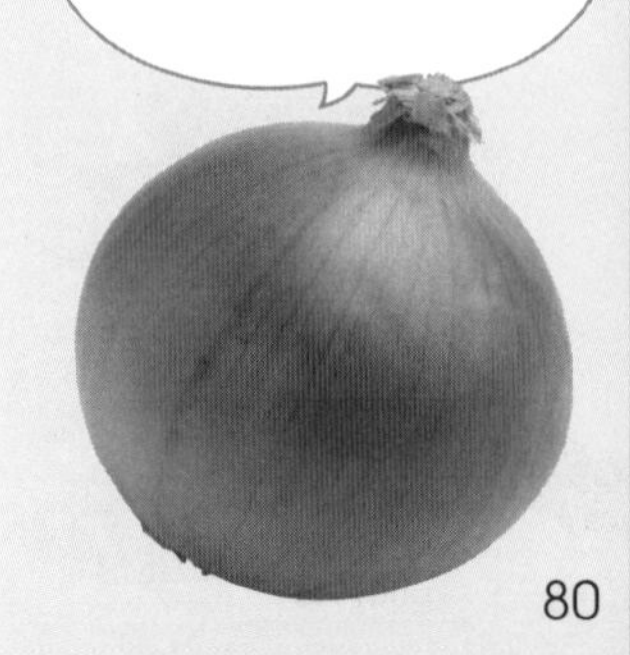

玉ねぎのポリフェノールで血管を丈夫にし、動脈硬化を防ぐことも

日持ちするうえ、さまざまな料理に使いやすい玉ねぎ。常備野菜としておなじみですが、実は高血圧に効く特有成分を持っています。

その一つが**イソアリイン**。玉ねぎの刺激臭や辛みのもととなる成分で、**血栓ができるのを抑え**、**動脈硬化を防ぐ**働きがあります。

また、ポリフェノールの一種である**ケルセチン**が、**脂質の排出を促し**、**血液をサラサラに保ちます**。強い抗酸化作用があり、血管の老化を防ぐ効果も。茶色の外皮やその周りに多く含まれるので、だしをとったり、煎じて飲むのもおすすめです。

さらに、淡黄色の色素はフラボノイド（ビタミンP）で、毛細血管を強くするといわれています。

玉ねぎの皮は捨てずに活用

［野菜だし］
- 玉ねぎの皮とほかの野菜くず：100〜200g
- 水：1l

弱火〜中火で30分ほど煮込む。

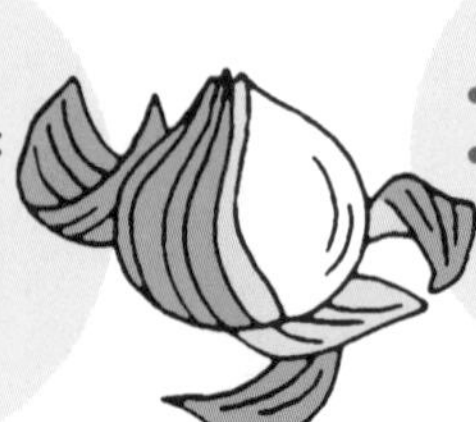

［煎じ茶］
- 玉ねぎの皮：2個分
- 水：1l

中火で5〜10分煮出す。

皮はよく洗い、きれいなところを使う。皮が多すぎたり煮出しすぎると苦味が増すので注意。

ビタミンB_1やクエン酸を含む食材と合わせると効果的

効果を高め合うおすすめメニュー

玉ねぎ＋ビタミンB_1

豚肉や納豆はビタミンB_1を豊富に含む。玉ねぎの硫化アリルが、ビタミンB_1の吸収を助ける。

豚肉
納豆
みじん切りにして和えて
炒めてしょうが焼きに

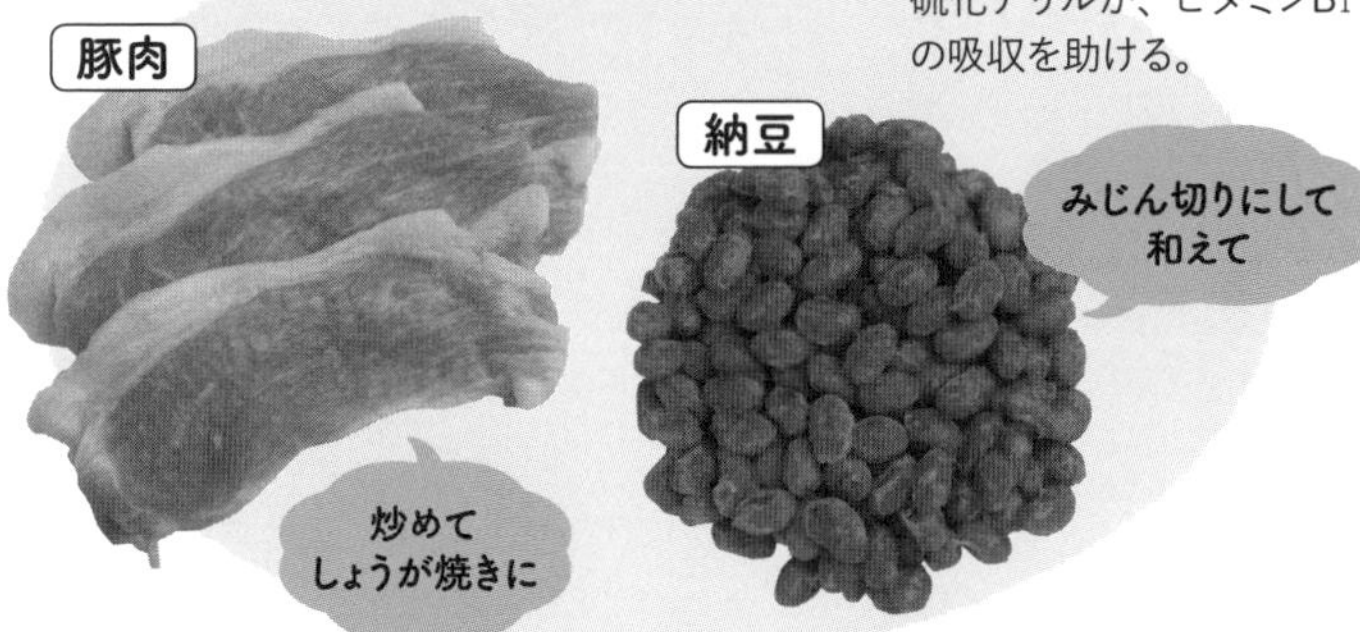

玉ねぎ＋クエン酸

薄切りレモンとオリーブオイルでマリネに

薄切りにして酢漬けに

酢

レモン

酢やレモンのクエン酸と合わせることで、ダブルの降圧効果が期待できる。

調理メモ

血管の老化を防ぐ レッドオニオン

赤い色素もポリフェノールの一種。ケルセチンとダブル効果で抗酸化作用が高まり、動脈硬化の予防が期待できる。

イソアリインもケルセチンも、**油と合わせることで摂取効率が上がるといわれています。**良質な油（P98）を使った炒め物のほか、フライやかき揚げもよいでしょう。

また、玉ねぎはいろいろな食材と相性がよいので、健康効果を高める組み合わせを試してみましょう。

例えば、**ビタミンB_1が豊富な豚肉や納豆との組み合わせ。**ビタミンB_1は、エネルギー代謝を助け、肥満をはじめとする生活習慣病の予防に効果的な栄養素です。イソアリインにはビタミンB_1の吸収をよくする働きがあるともいわれていて、**肥満を防ぎ、血圧上昇を抑えるのに効果的**な食べ合わせといえます。

生で食べるなら、血圧上昇を抑える**クエン酸を含む食材**を合わせると、ダブルの降圧効果がねらえます。

【高血圧で注目したいその他の栄養素】

「手作り合わせ酢」の酢の物が脂質や糖の代謝を促す

代謝を高め、血圧を安定させる作用を持つ、酢。独特の酸味や風味によって、減塩を助ける効果もあります。

コレに注目！
酢

1日大さじ1杯の酢で血圧が低下するという報告も

酢は、穀物や果物を発酵させてできる食品。発酵の過程で生まれるさまざまな成分が、高血圧の改善に力を発揮します。

なかでも注目したいのは、酢酸やクエン酸をはじめとする有機酸です。酢酸には脂質や糖の代謝を促したり、**血液をサラサラにして血圧上昇を抑えたりする働きがあります。**さらに、クエン酸の抗酸化作用によって**血管壁の老化を防ぐ**ともいわれています。

1日大さじ1杯（15ml）の食酢を摂ることで血圧が下がるという報告もあり、毎日少しずつでも摂りたいものです。水などで割ったドリンクにすれば飲みやすく、日々の生活の中で手軽に摂取することも可能です。

手軽に摂るならドリンクで

水：200ml ＋ 酢：大さじ1

フルーティーな果実酢
うまみのある黒酢
など

ほかにもバルサミコ酢など、好みの酢を使って作れる。水は炭酸水でもOK。

酢を使った副菜が、減塩献立の味気なさを補う

減塩でもおいしい酢の物やピクルス

手作り合わせ酢で酢の物

三杯酢
- 酢
- しょうゆ
- みりんや砂糖

塩分も甘みも強すぎる…

だし入り合わせ酢
- 酢
- だし
- 油（オリーブオイル、ごま油など）
- しょうゆ

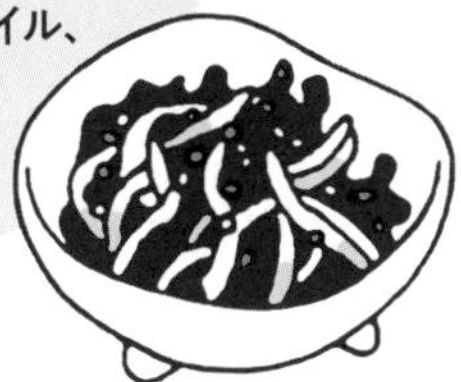

油を使うことで酸味がやわらぎ、だしの効果で風味もアップ。好みの海藻や野菜を和えて酢の物に。

ピクルス

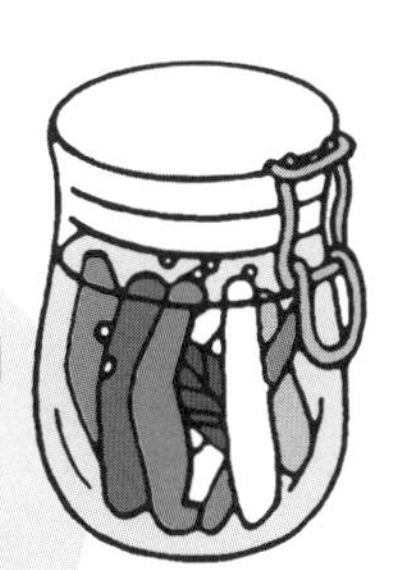

［漬け込み液］
- 酢
- 水
- 砂糖
- 好みのハーブ

ハーブの効果で塩なしでもおいしい。ハーブの代わりに昆布やしょうがを入れて、和風にしても。

保存メモ

冷暗所で常温保存。真夏は冷蔵庫へ

常温保存で、穀物酢や米酢は約半年、黒酢や果実酢は３ヵ月以内を目安に使い切る。真夏は冷蔵保存すると鮮度を保ちやすくなる。

食酢には、米酢や黒酢、果実酢など、いろいろな種類があります。まろやかな米酢は火を通さない料理に、うまみのある黒酢は料理や飲用におすすめです。果実酢は飲用のほか、ドレッシングにも合います。

ちなみに、米酢に食塩や砂糖を添加した「加工酢」や「調味酢」は、塩分や糖分過多につながるので避けましょう。

酢を使う料理は、酸味のおかげでメリハリがつきます。うす味の献立にも**少ない塩分量でも味が引き立ち、減塩にも効果的**。とはいえ、一般的な酢の物に使う三杯酢には塩分も糖分も多いので、手作りの合わせ酢がおすすめです（上図）。塩を使わないピクルスもいいでしょう。

煮物や炒め物など加熱料理にも酢を使ってみましょう（P94）。

【適正量に近づけたい栄養素】

塩分の摂りすぎに気づき摂取量2分の1以下を目指す

減塩は直接的に血圧を下げ、降圧薬の治療効果も高めます。まずは、現状からどれくらい減らすべきか把握しましょう。

コレに注意！

食塩

食塩を摂りすぎると、血圧上昇。減塩すれば降圧に近づける

そもそも塩分を摂りすぎるとなぜ血圧が上がるのでしょうか?

食塩の主要成分であるナトリウムは、体内ではカリウムと調整し合って細胞内外のバランスを保っています。機序はよくわかっていませんが、塩分摂取量が増えると、腎臓がろ過圧、つまり血圧を上げて余計なナトリウムを尿に排出します。動脈の血管壁を構成する細胞内のナトリウムがわずかに増えることも、高血圧に関係しているようです。

日本人は他国に比べて食塩摂取量が多いといわれ、「高血圧治療ガイドライン2019」では、**1日の塩分摂取量6g未満**を目標値として推奨しています。家族みんなで減塩の習慣をつけることが大切です。

家族みんなで減塩を

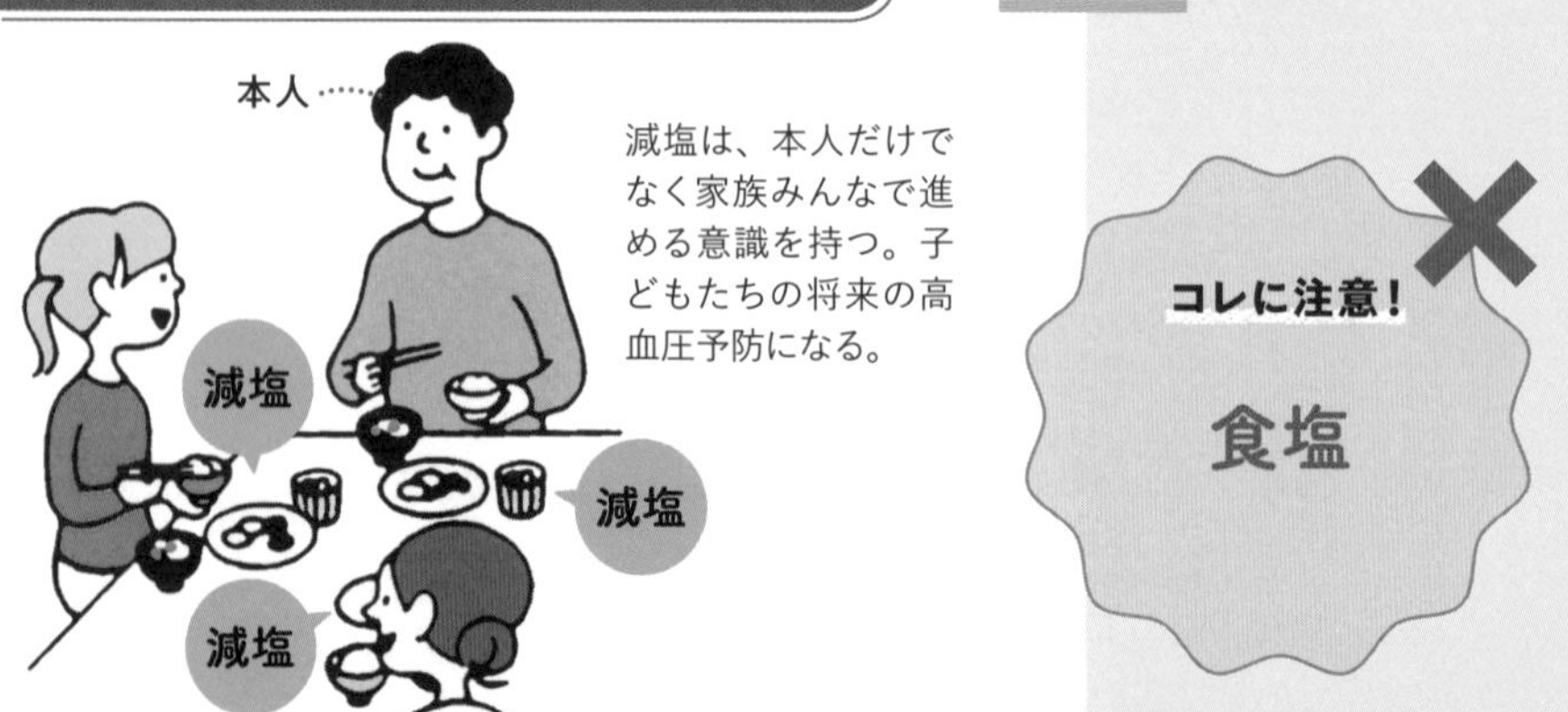

減塩は、本人だけでなく家族みんなで進める意識を持つ。子どもたちの将来の高血圧予防になる。

健康的な食事でも、軽くオーバー。摂りすぎを知るところから始めよう

現在の食事の塩分量を目標値と比較しよう

目標1日6g
食塩：小さじ1杯

4g 調味料から
料理に使う調味料や、ドレッシング、たれなどからの摂取量。

2g 食材から
栄養バランスのよい食事でも、食材から1日約2gの塩分を摂っている。

※数字、比率は足立香代子調べ。

例 1日に食べたものを振り返ると…

朝飲んだ みそ汁（減塩なし） 約2g

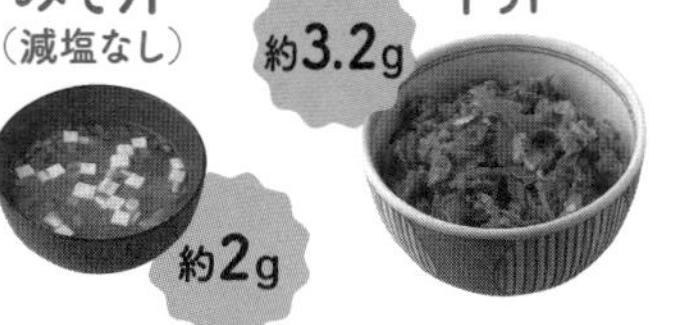

ランチに食べた 牛丼 約3.2g

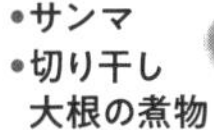

夜に食べた 焼き魚定食 約4.2g
- ごはん
- みそ汁
- サンマ
- 切り干し大根の煮物

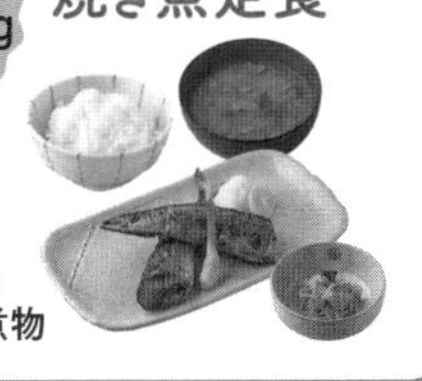

※「日本食品標準成分表2020年版（八訂）」をもとに編集部で算出。

普通の食事でもこの塩分量。減塩を意識しない食事の場合、たいていはオーバーしてしまう。

塩分摂取量が多いか少ないかを実感するために、現在の食塩摂取量を記録して、1日当たりの食塩相当量を割り出してみるのもおすすめです。「国民健康・栄養調査（令和元年）」によれば、**日本人の1日の平均摂取量は10・1g**。いきなり半分に減らすのは難しいので、時間をかけて取り組むことが大切です（P120）。

なお、**減塩による降圧効果には個人差があります**。高血圧の人には、食塩で血圧が上がりやすい**「食塩感受性」**の人と、あまり影響を受けない**「食塩非感受性」**の人がいます。割合は約半々ともいわれ、高齢者や肥満がある人は前者が多く、減塩の効果が出やすいとされています。ただし後者でも減塩することで一定の効果があり、降圧薬の効きもよくなることがあります。

【適正量に近づけたい栄養素】

肉ばかりの偏食をやめて動脈硬化のリスクを減らす

肉の脂身や乳製品に含まれる飽和脂肪酸は、摂りすぎると動脈硬化や肥満を招くといわれているので、注意が必要です。

コレに注意！
飽和脂肪酸

飽和脂肪酸は、脂肪を構成する「脂肪酸」の一種。肉の脂身や加工品などに多く含まれます。コレステロールや中性脂肪の材料となるため、摂りすぎると**血中コレステロールを上昇させて動脈硬化を進行**させてしまうほか、**中性脂肪を増やして肥満を招く**ことにもなりかねません。

肉類は大切なたんぱく源ですが、脂肪を摂りすぎないよう、赤身や鶏肉を上手に使いつつ、魚や大豆製品も多く取り入れてみましょう。

大切なたんぱく源も食べすぎは危険

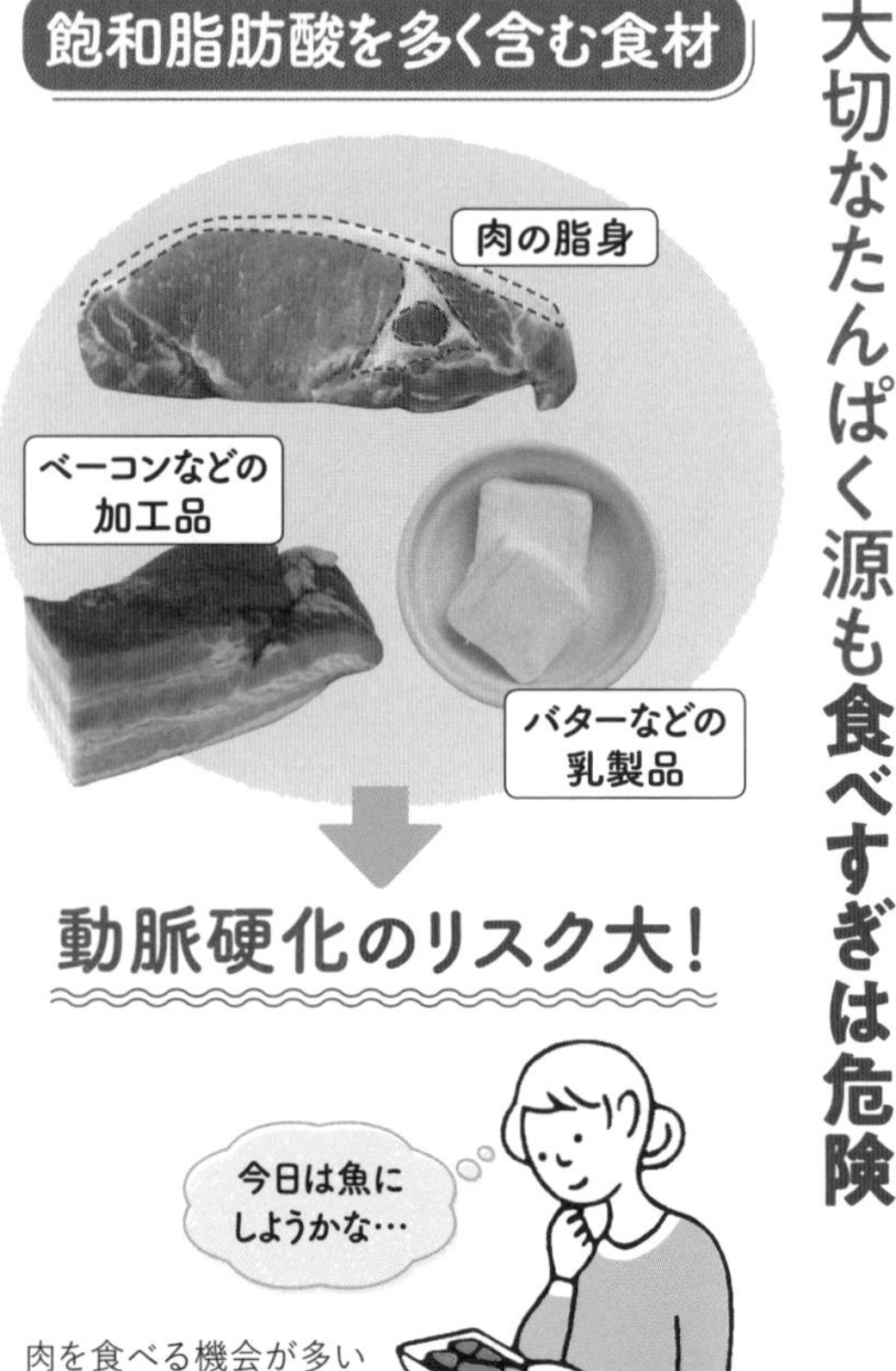

肉を食べる機会が多い人は魚も積極的に選び、偏って摂りすぎないように注意する。

肉や乳製品の代わりに大豆製品を取り入れ、飽和脂肪酸の摂取量を減らす

飽和脂肪酸の摂りすぎを防ぐために、肉や乳製品の代わりに大豆製品を活用するのもよいでしょう。

大豆製品にはさまざまな種類があり、アレンジもききます。おすすめは、高野豆腐やおから。調理法や味つけを工夫することで、肉のような食感や食べごたえを楽しむことができ、物足りなさを感じさせません。

乳製品の代わりとしては、豆乳が活躍します。グラタンやスパゲッティを作るときに生クリームの代わりに使うと、クリーミーながらあっさりとした味わいに仕上がります。

いずれも大豆の栄養素を受け継ぐ食品（P29）。高血圧の改善に効果的な栄養素も摂取でき、一石二鳥です。

おすすめの「置き換え」アイデア

肉を…

高野豆腐に置き換える

- **高野豆腐の和風ステーキ**
- **高野豆腐の唐揚げ**

水で戻した高野豆腐は味がしみやすく、肉に似た食感に。包丁で切らずに手でちぎると、さらに味がなじみやすくなる。

肉を…

おからに置き換える

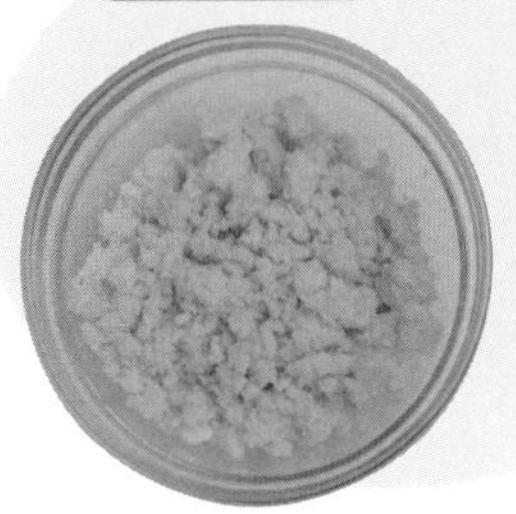

- **おからナゲット**
- **おから麻婆豆腐**

ひき肉の代わりとして使える。成形してハンバーグや肉団子に。そぼろ状に炒めて、麻婆豆腐にしてもおいしい。

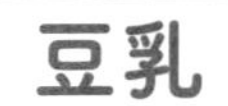

生クリームを…

豆乳に置き換える

- **かぼちゃの豆乳グラタン**
- **豆乳カルボナーラ**

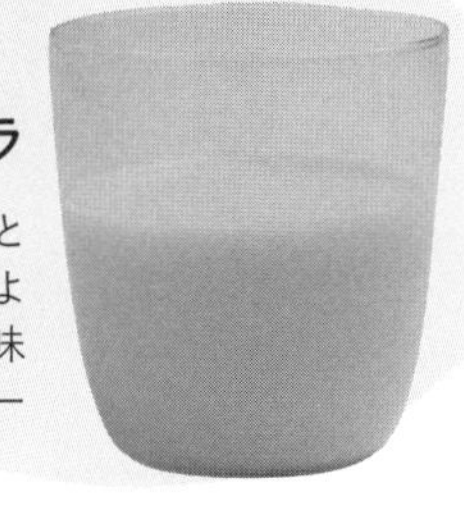

低脂肪乳と混ぜることで牛乳のコクもほどよく残り、あっさりした味わいになる。シチューなどにもおすすめ。

※腎臓病がある場合、たんぱく質制限が必要になることがあるので、上記の食材の摂取量は主治医に相談してください。

COLUMN

こまめに水を飲むことで血液サラサラに

血圧を下げるためにはカリウムの摂取が効果的ですが、合わせてしっかり水分を摂ることで、余分なナトリウムを排出しやすくなります。また、糖やコレステロールで濃縮されがちな血液をサラサラにする効果もあります。さらに便秘を防ぐことで、排便時のいきみによる血圧の急上昇も避けられます。

知らず知らずのうちに水分不足にならないよう、生活の中でこまめに水を飲むことを意識しましょう。

降圧に効果的な飲みかたのコツ

1 「ミネラルウォーター」にこだわりすぎない

ミネラルウォーターも水道水も、ミネラル含有量に大差ないという報告も。こだわりすぎず、好きな水を飲もう。

2 1日1.5Lほどをこまめに飲む

日常的に排出される水分や食材に含まれる水分などの量を踏まえると、飲用水の摂取目安量は1日当たり1.5Lほどといわれている。

3 就寝前後になるべく飲む

就寝中は水分が失われやすい。寝る前や起床時は、意識的に飲む。入浴前後の水分補給も効果的。

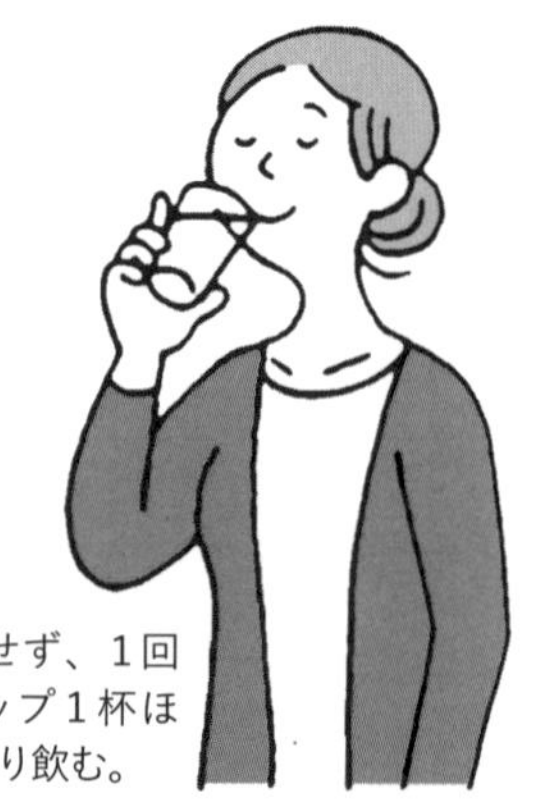

一気飲みせず、1回につきコップ1杯ほどをゆっくり飲む。

PART 2

いつもの調理法を変えて高血圧の悩みを解消

天然塩とだししわりじょうゆで塩分カット

塩やしょうゆをむやみに減らすだけでは、おいしさが損なわれて、減塩は長続きしません。質のよいものを効果的に使えば、少量でも満足でき、減塩につながります。

天然塩で血圧上昇を緩やかに。ミネラルも一緒に摂れるのでおすすめ

上手に減塩するには、塩の選びかたも大切です。おすすめは、伝統的な主に「天日」や「平釜」などで作られた天然塩。原料や工程によってさまざまな種類があります。工業的に作られる精製塩に比べて、カリウムやマグネシウムなどのミネラルが含まれ、うまみや甘みが感じられるのが特徴です。ただしナトリウムが多いので、天然塩も摂りすぎは禁物です。

この天然塩にしょうがやにんにく、カレーなどのスパイス、バジルなどのハーブを組み合わせると、よりおいしく減塩できます。

天然塩でおいしく減塩

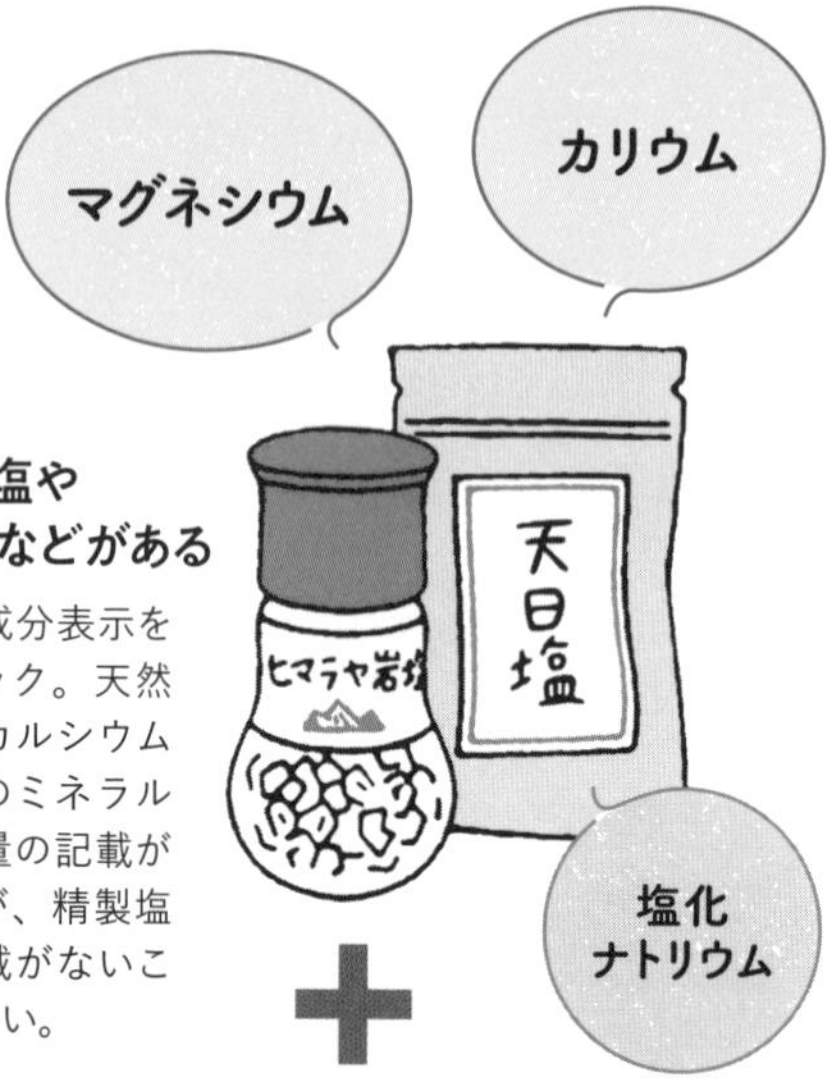

天日塩や岩塩などがある

栄養成分表示をチェック。天然塩はカルシウムなどのミネラル含有量の記載があるが、精製塩は記載がないことが多い。

＋

好みのハーブやスパイスなどと合わせて

・オレガノ　・バジル　・パセリ
・ガーリックパウダー　・粉末昆布　・抹茶 など

↓

さらに減塩

しょうゆは少量でも味や香りを楽しめる

しょうゆは、ほんの少しの量でも味や香りを感じるので量を減らしやすい調味料です。使いかたを工夫すれば、簡単においしく減塩できます。

しょうゆの味と香りを生かしつつ塩分を減らすには、食卓で使う**いつものしょうゆを「だしわり」に変え、「つける」食べかたがおすすめ**。こうすると2段階で減塩できます。

また、しょうゆを使うタイミングにもひと工夫を。調理の際には食材に**しょうゆがしみ込みすぎないように、仕上げにサッと味をからめる**のがポイントです。

さらに、ほかの調味料とのバランスも大事です。和食に多い濃く甘辛い味つけには砂糖やみりんを多く使い、その分しょうゆも多くなりがち。塩分を抑えるにはうす味が基本です。**しょうゆだけでなく、砂糖やみりんも控える**と味のバランスがとりやすく、おいしく減塩できます。

減塩に効果的な市販の調味料には、減塩しょうゆをはじめ、だしつゆ、ポン酢など種類も豊富です。上手に取り入れて飽きのこない味つけを心がけましょう。

買い物メモ

鮮度を保つパッケージの商品を選ぶ

密封ボトルなどの鮮度を保つパッケージは、注ぐときに容器内に空気が入りにくい構造。酸化が進みにくく色やうまみが保たれ、少量でも満足感が大きい。

しょうゆが少量でもおいしく仕上げる二つのコツ

コツ1

しょうゆ①：手作りだし①

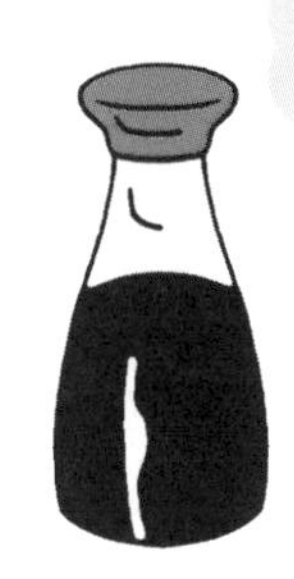

だしわりじょうゆを作る

同量の自家製だし(P92)で割り、調理や食卓で使う。日持ちしないので、少量作って使い切る。

コツ2

煮込まず仕上げに加える

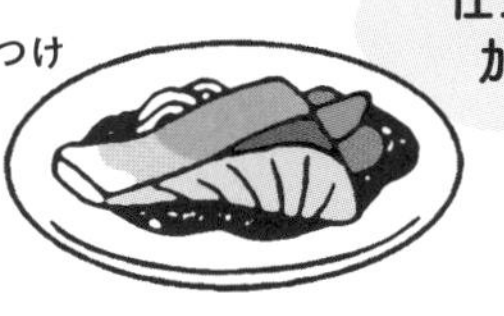

魚の煮つけなど

香ばしい香りが引き立つ

だしで煮込み、仕上げに少量加える。食材の表面だけに塩味をつけ、中までしみ込ませない。

簡単自家製だしで和食も洋食も減塩

市販のだしの素には塩分が含まれます。煮干しやかつおぶしを使って自分でだしをとりましょう。コツを押さえれば簡単。うまみも増し、塩やしょうゆの使用量を減らせます。

煮干し、かつおぶし、昆布のほか、干ししいたけでもだしがとれる

だしわりじょうゆに用いるだしをはじめ、みそ汁や煮物など毎日の調理にだしは欠かせません。市販の顆粒だしなどは手軽で便利なのですが、塩分も含まれています。そのため、だしも自家製がおすすめです。

だしの作り置きはとても簡単（上図）。常備しておくと便利です。ポイントは**数種類のだしを混ぜること**。うまみの成分にはグルタミン酸やイノシン酸、グアニル酸などの種類があり、煮干しやかつおぶし、昆布、干ししいたけなどのだしを混ぜるとうまみがぐんとアップします。

簡単な自家製だしのとりかた

煮干しだし

水出しなら水1lに煮干し20gを入れ、冷蔵庫でひと晩。苦味が気になるなら先に頭とはらわたを取る。

かつおだし

かつおぶし30gにお湯1lを注いで10分。

しいたけだし

水出しなら水1lに干ししいたけ30gを入れ、冷蔵庫でひと晩。

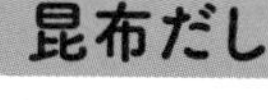

昆布だし

水出しなら水1lに昆布10gを入れ、冷蔵庫でひと晩置く。

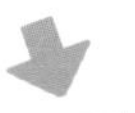
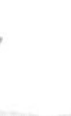

複数を組み合わせると…

相乗効果でうまみアップ！

材料の分量は目安です。また水出し以外にもさまざまなとりかたがあります。保存期間の目安は冷蔵で約2〜3日。風味を損なわないよう早めに使い切りましょう。

自家製だしをしっかりきかせて減塩。食材から出るだしも利用する

だしを使うのは、和食だけとは限りません。**洋風のメニューにも和風だしをどんどん活用**しましょう。そもそもだしはうまみのもとなので、和食・洋食を問わず使えます。おでんや鍋料理と同じように、シチューやポトフにもだしはよく合います。

洋風だしの代表といえばブイヨンですが、手作りするには手間ひまがかかります。そんなときも和風だしなら簡単です。洋風メニューにも和風だしを使えば、献立のバリエーションも増えます。

また、**食材から出てくるうまみがだしの代わり**にもなります。野菜だしもその一つ。ベジブロスといって、野菜の皮や切れはしでとるだしもあるほどです。

ちなみに、イタリアではトマトをだし代わりに使います。トマトにはうまみ成分のグルタミン酸が多く含まれ、だしとして使えるのです。

スープや煮込み料理にはトマトをはじめ、玉ねぎやセロリ、にんじんなどたっぷりの野菜を使うだけで十分においしいだしが出ます。**具だくさんにすればいろいろな食材からうまみが出て、味に深みが出ます。**このようにうまみを上手に生かせば、楽においしく減塩できます。

和風だしは洋食でも活躍

洋風だしは具材を煮込むため手間がかかることも。手作り和風だしを使えば簡単にでき、しつこくなくさっぱりとした味わいになるのであえて使うのもおすすめです。

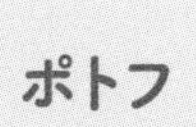
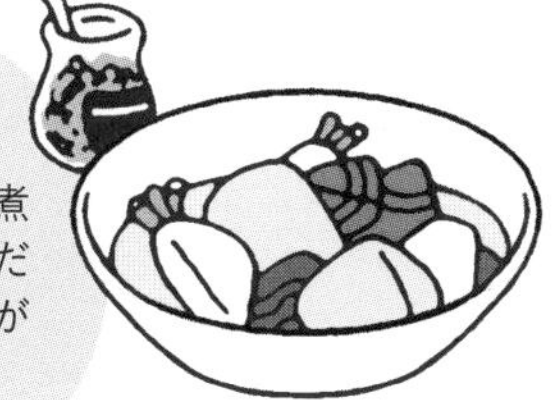

ポトフ
和風だしで具を煮込む。具からもだしが出てうまみが増す。

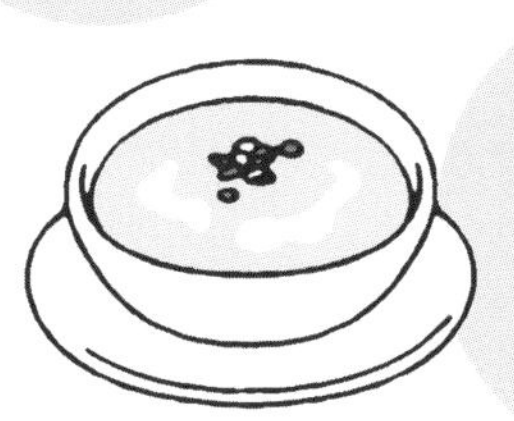

冷製ポタージュ
ゆでた野菜をミキサーにかけ、和風だしでのばす。

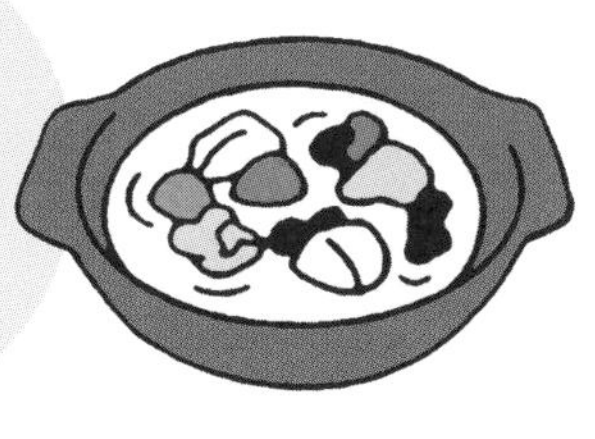

クリームシチュー
和風だしで具を煮込み、ホワイトソースを加える。

酸味をしっかりきかせれば減塩食でも満足

減塩で物足りなさを感じるときは、酢や柑橘（かんきつ）類の搾り汁などで、酸味をきかせてみるのもおすすめ。ほのかな塩気が引き立つとともに、味が締まり、おいしくいただけます。

酸味には、塩気を引き立て、うす味の物足りなさを補う効果がある

減塩に慣れるまでは、うす味のおかずだと少し物足りなさを感じることがよくあります。そんなときには酸味を加えるのがおすすめ。

酢やレモン、ゆずなどの柑橘類の搾り汁で**酸味を加えると塩気を感じやすく、味が引き締まっておいしく感じられます**。酢や柑橘類のさわやかな酸味、香りはいつものおかずをおいしく変化させます。

焼き魚や天ぷら、フライなどにはレモンやゆず、かぼすといった柑橘類がよく合います。また、レモンやゆずなどの皮を薄くむいて千切りにして、すまし汁や麺つゆなどの薬味にするとむだなく使えます。

酢やレモンの汁をだしわりじょうゆと合わせた自家製ポン酢は、鍋や酢の物にぴったりです。

ただ、注意したいのが梅干し。酸味はありますが、塩分が多すぎるのでおすすめできません。

柑橘類や酢を利用する

皮も料理に使える

レモン・ゆず・かぼすなど

一般的なみかんなどと違って酸味の強い「香酸柑橘（こうさんかんきつ）」の果汁や皮を利用。

酢

作りかたや原料によって種類がある。食酢や穀物酢がおすすめ。

穀物酢ならどの料理にも

煮物の仕上げに加えたり、スープの「味変」にも活躍

調理や食べるときに酸味をプラス

焼き物・揚げ物

皮を下にしてレモンを搾る

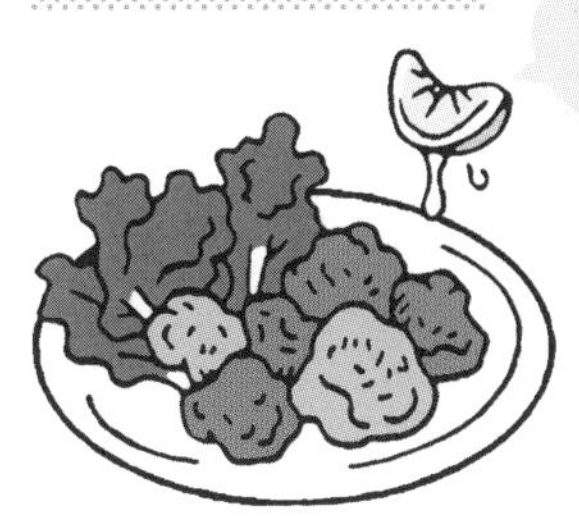

香りが強い皮を下に向けて搾ると、レモンの風味をより楽しめる。

煮物

仕上げに酢を加える

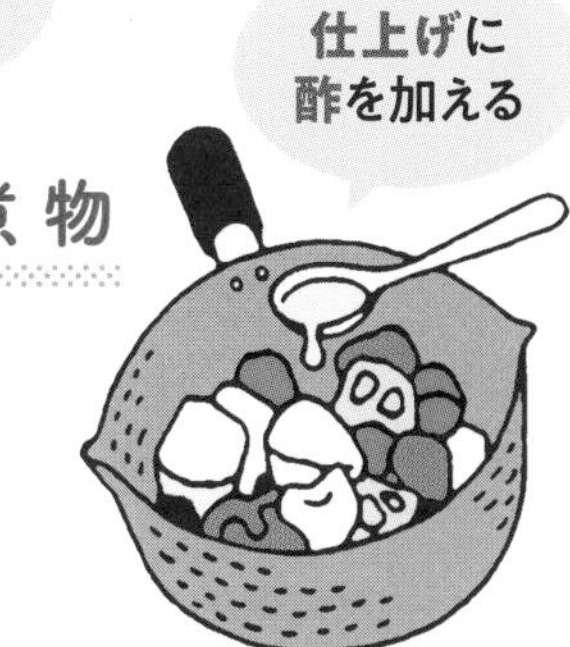

しょうゆを減らして酢を少々加えると、味に深みが。

汁物・スープ・炒め物

柑橘類の皮を添える

途中で酢を足す

中華風のスープや炒め物は半分まで食べて酢をかけると、さっぱりとした変化が楽しめる。

調理メモ

だしわりじょうゆに加え、減塩ポン酢を手作り

しょうゆ、だし（P92）、柑橘類の搾り汁、酢を好みの割合で合わせる。鍋物や蒸し料理のつけだれにおすすめ。

酢を使った定番の献立といえば、酢の物や南蛮漬け、酢豚、ピクルスなどがありますが、それ以外にも実は酢の使い道はたくさんあります。

その一つが、肉じゃがなど煮物の仕上げに使う方法。**しょうゆを減らして仕上げに酢を加えると、味が引き締まってうまみが増します。**酢を入れたら煮物が酸っぱくなるのではと思うかもしれませんが、少量なら酸っぱくなる心配は少ないです。

逆に酸味をきかせて「味変」を楽しむ方法もあります。中華風のスープや麺などに酢を加えると、味が変わって飽きずに食べられます。

ちなみに、**酢には血圧を下げる効果もあり、高血圧対策にはおすすめの食材**（P82）。さまざまな種類があるので、いろいろ試して好みの酢を見つけ、積極的に取り入れましょう。

香辛料や香味野菜でうす味を引き締める

料理のおいしさを決めるのは、塩分だけではありません。香辛料やハーブ、香りのある野菜などを日々の料理にアクセントとして取り入れることで、味に奥行きが生まれます。

香辛料やハーブを足すことでうす味がぐっと引き締まる

おいしさを決めるのは塩味だけではありません。香りも大事な要素です。例えば、香辛料のいい香りにつられて、カレー屋さんについ入ってしまったという経験がある人も多いはず。そこで、**いつもの献立にカレー粉や唐辛子、チリパウダーなどのスパイスをプラス**してみましょう。

香りや辛みが加わることで味が引き締まり、うす味でもおいしく食べることができます。

減塩料理にひと振り

減塩みそ汁
＋
唐辛子
一味や七味唐辛子で、刺激的な辛みと香りを補う。

減塩煮物
＋
カレー粉
肉じゃがなど和風の煮物にもなじみ、コクが出る。

減塩スープ
＋
ハーブ
タイムやオレガノなど。すっきりさわやかに作れる。

減塩炒め物・和え物
＋
クミン
インド料理によく使われる。エスニックな味わいに。

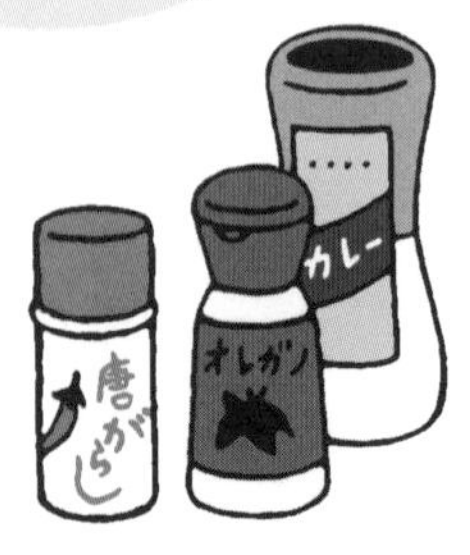

カレー粉は、初心者でも使いやすいスパイス。辛さを感じない程度の少量から試して。

香りの野菜を加えることで、彩りを添え、味に奥行きを出す

和洋中の料理で使える香りの野菜

主に和食や中華料理に

にんにく	香りのもとであるアリシンには、強い殺菌効果も。
しょうが	煮物などで多めに加えると、鮮烈な味わいになる。
みょうが	独特の風味があり、和え物や汁物の具におすすめ。
ねぎ	特有の辛みがある硫化アリルを含む。加熱することでうまみも出る。
青じそ	刻んで和え物に混ぜたり、冷奴のトッピングなどに。

主に洋食に

パセリ	精油成分アピオールの香りが強烈。料理の仕上げによく使われる。
ルッコラ	ほのかな辛みと、ごまのような風味が特徴的な野菜。
クレソン	さわやかな香りと辛みがある。肉料理の添え物や、サラダに。

その他の料理に

パクチー	くせの強い香りが特徴。血行をよくする作用も。
バジル	イタリア料理からアジア料理まで幅広く活躍。トマトと好相性。

ほかに、ニラやせり、わさび、セロリなど。積極的に取り入れてみよう。

ねぎや青じそ、しょうがなどの**香味野菜は香りと彩りを添え、味に変化をつける**のにぴったりです。

よく使うものは刻んで密閉容器などに保存し、冷蔵庫に常備しておくと、みそ汁や汁物にちょっと散らしたり、冷奴や焼き魚に添えたりしてすぐに使えるのでおすすめです。

和食や中華にはにんにくやしょうが、みょうがなどがおすすめ。せりやみつば、ニラなどもよく合います。イタリアンやエスニックにはパセリやバジルなどが好相性。また、セロリやミント、クレソンなどは肉・魚料理によく合い、くさみを消すのにも役立ちます。

もっと手軽にハーブを使いたい場合は、乾燥させたものが瓶入りで市販されています。少量ずついろいろ試してみるとよいでしょう。

良質な油を適量使うことで肥満を防ぐ

脂質はカロリーが高く、高血圧や肥満改善のためには減らすべき、と思われがちですが、種類によっては動脈硬化を防ぐものも。良質な油を上手に取り入れるのがおすすめです。

食事の腹持ちをよくしたり、食後血糖値の急上昇を抑える効果も

肥満が原因の高血圧には、減量も必要です。そうなると気になるのが脂質、つまり油の摂りかたですが、実はちょっとしたコツがあります。

油はそれだけで高カロリーなので、余分に摂りすぎてはいけませんが、良質の油を適量摂ると、むしろダイエットしやすくなることも。**適量の油が腹持ちをよくし、間食を防ぐ手助けをしてくれる**のです。

下のグラフはおにぎり1個にオリーブ油をスプーン1杯加えた場合と、おにぎりのみの場合の血糖値の上昇を比較したものです。

すると、オリーブ油を加えたときのほうが食後血糖値の上昇が緩やかになり、体内に脂肪をため込みにくくなることがわかりました。油のカロリーが高いことを考慮して適量（オリーブ油なら1食当たり大さじ1杯程度が目安）を守り、上手に取り入れたいものです。

◎おにぎり1個とオリーブ油1杯を加えたときの血糖値の変化

血糖値（mg/dl）

（分）	0	30	60	120	180
おにぎりのみ	95	173	154	128	110
おにぎり+オリーブ油	96	135	144	116	101

※データは足立香代子調べ。

不飽和脂肪酸の油を、炒め物やドレッシング代わりに使う

オメガ9系とオメガ3系を摂る

使いかた
炒め物や
揚げ物で使う

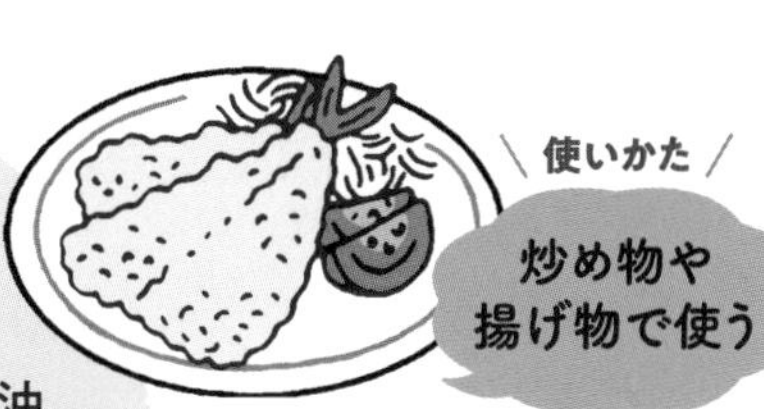

酸化しにくい
オメガ9系

- オリーブ油
- キャノーラ油
- べに花油 など

代表的な脂肪酸として、オレイン酸がある。血液中の悪玉コレステロールを減少させるといわれ、加熱にも強い。

血流をよくする
オメガ3系

- えごま油
- 亜麻仁(あまに)油
- しその実油 など

代表的な脂肪酸は、α-リノレン酸。血流を改善し、動脈硬化を予防するのに役立つ。酸化しやすく加熱には不向き。

使いかた
サラダや
ヨーグルトなどに
かける

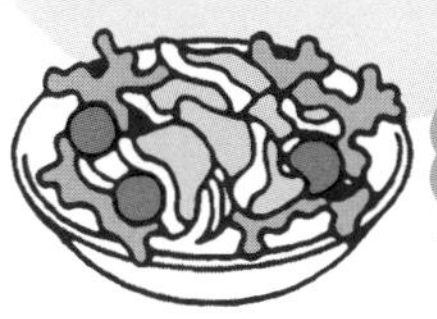

保存メモ

酸化を防ぐため冷暗所に保存する

日光や電灯の光を避け、涼しい場所で保存。揚げ油は酸化や汚れがあるため、使い回しは避けたほうが安心。

油は悪者ではありませんが、健康のためには良質のものを適量摂ることが大切です。では、良質の油とは一体どんなものでしょう?

油には大きく分けて「飽和脂肪酸」と「不飽和脂肪酸」という種類があります。肉類やバターの脂肪は飽和脂肪酸に分類され、コレステロールを増やしたり、動脈硬化を促したりするため、摂りすぎてはいけません。

一方、**不飽和脂肪酸は悪玉コレステロールを減らし、動脈硬化を予防するのに役立ちます**。オリーブ油やえごまなどの植物性油脂がこれにあたります。なかでも、オメガ9系やオメガ3系と呼ばれる種類がおすすめです。くせがなく、そのままでも使いやすいため、炒め物や揚げ物だけでなく、サラダのドレッシングとしてもおいしく食べられます。

揚げ物は「混ぜ衣」にしてカロリーダウン

高血圧につながる肥満を防ぐためには、揚げ物は控えめにしたいところ。ただし、衣のつけかたや揚げ油の量といった調理法を工夫すれば、揚げ物を楽しむこともできます。

衣が少ない揚げ物ほど、余計な糖質や脂肪を吸収しない

揚げたて熱々の天ぷらやフライは、余計な味つけをしなくてもおいしいもの。減塩食の献立として大いに活躍しそうですが、問題なのが衣と油です。大きく見栄えのよいエビの天ぷらなどは揚げる前にたっぷりの衣をまとわせるうえ、さらに揚げながら衣を足したりもします。

衣には小麦粉を使うため、衣が大きく分厚いほど糖質を余計に摂ることになります。しかも油を吸い込んで、かなりの高カロリー。ダイエット中には控えるしかありません。

ただ、工夫次第で揚げ物のカロリーを抑えることができます。ポイントは、**天ぷらよりもフライ、そして衣をできるだけ減らすこと**です。

カロリーを抑えるには素揚げがおすすめ。次いで、唐揚げやきめの細かいパン粉を使ったフライです。衣を減らし、カリッと揚げることで食感もよく、食べごたえもあります。

衣なしの素揚げがベスト

＼おすすめ／

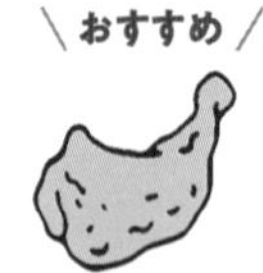

素揚げ
衣をつけず、素材と揚げ油だけを摂るので、余計な糖質がつかない。

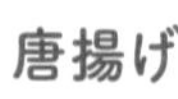

唐揚げ
フライより衣が薄い。揚げるときに肉の脂が外に出る効果も。

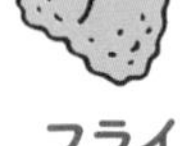

フライ
パン粉は糖質だが噛みごたえがあり、ゆっくり食べられてよい(P118)。

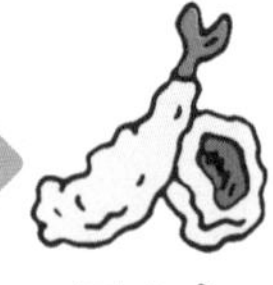

天ぷら
厚く衣をつけるので糖質が多く、揚げ油もたっぷり吸っている。

衣には**米粉**や**片栗粉**を混ぜ、少量の油で**揚げ焼き**にする

油の吸収率を低くする工夫

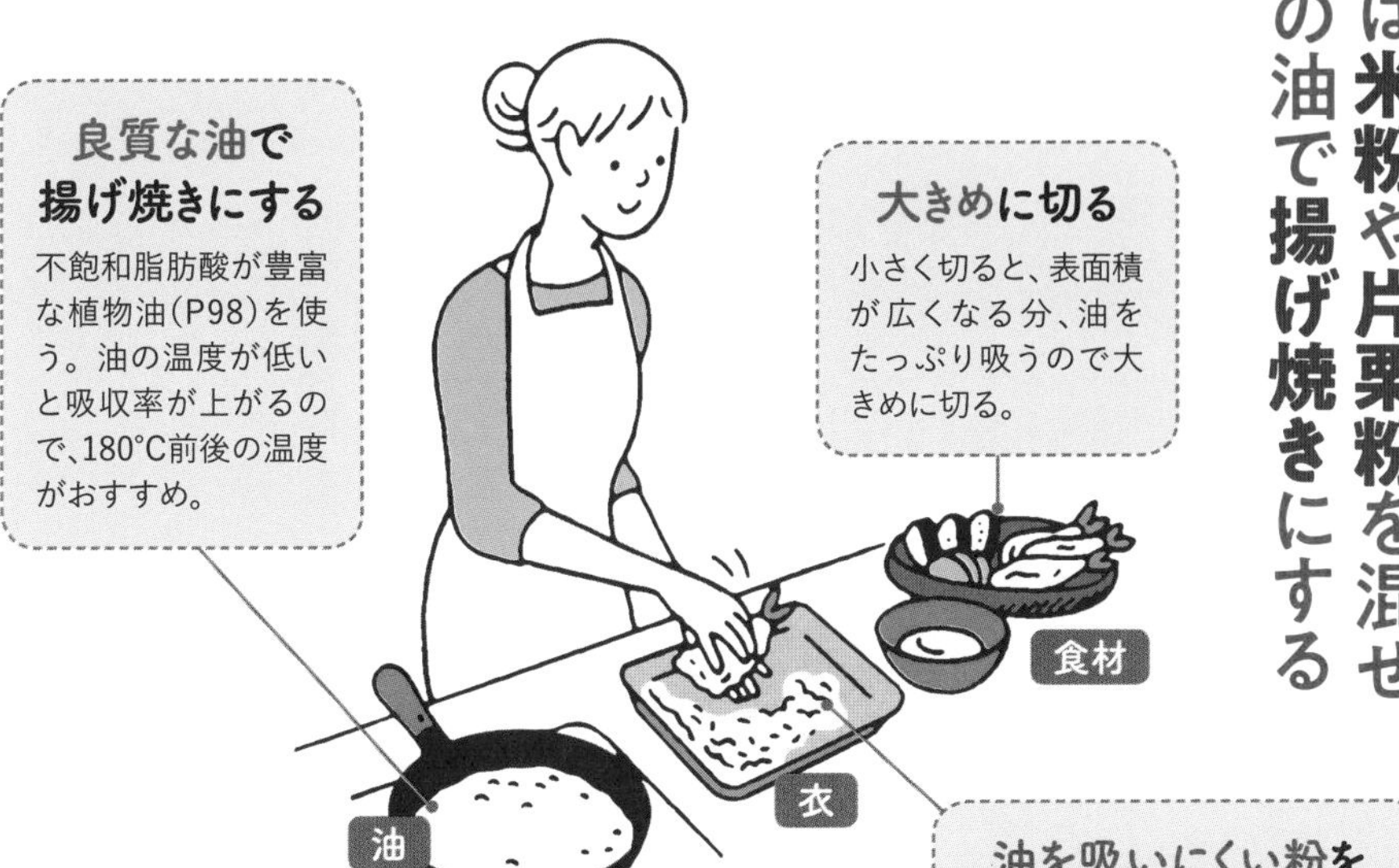

良質な油で揚げ焼きにする

不飽和脂肪酸が豊富な植物油(P98)を使う。油の温度が低いと吸収率が上がるので、180℃前後の温度がおすすめ。

大きめに切る

小さく切ると、表面積が広くなる分、油をたっぷり吸うので大きめに切る。

油を吸いにくい粉を混ぜる

小麦粉の衣なら米粉や片栗粉を混ぜる。パン粉なら粗目より細目のほうが油を吸いにくい。

- **米粉**(目が細かく衣が薄くつく)
- **片栗粉**(薄くつけられるが時間がたつと油っぽくなる)

調理メモ

つけ合わせには山盛りキャベツを

たくさんの千切りキャベツを合わせて、時間をかけてよく噛んで食べれば、肥満防止の効果も。

揚げ物では衣を少なくすることで、カロリーを抑えることができますが、さらにひと工夫でカロリーダウンを図れます。

唐揚げにする場合、衣の粉には米粉や片栗粉を混ぜるのがおすすめです。どちらもきめが細かく、薄い衣になるので油を吸収しにくくなります。粉をまぶしたら、軽くはたいて余分な粉を落としましょう。

揚がったらキッチンペーパーなどの上にしばらく置いて、余分な油を吸収させます。買ってきたお惣菜のフライを温めるときも、キッチンペーパーをしいて、電子レンジで温めると油を落とすことができます。

また、たっぷりの油で揚げなくても少量の油で揚げ焼きにしたり、オーブンでカリカリに焼いたりしても揚げ物に近い食感を楽しめます。

要＆不要な栄養素を意識して調理する

調理の際は、積極的に摂りたい栄養素（ミネラルなど）を逃さず、なるべく摂りたくない栄養素（飽和脂肪酸など）を減らすよう意識します。加熱の方法を工夫するのがポイントです。

焼く・蒸す・レンチンでカリウムの損失を抑える

調理するときはまず、**高血圧対策に必要な栄養素の損失をできるだけ抑える**ことが大切です。

意識したいのは、カリウム。余分なナトリウムを排出し、血圧を下げる手助けをしてくれるミネラルです。野菜や果物に多く含まれていますが、水に溶ける性質があり、洗ったりきざんだり、煮たりゆでたりすると流れ出てしまいます。

そのまま食べるか、**加熱するときはできるだけ水分を使わない方法**にしてください。グリルにしたり蒸したり、電子レンジによる加熱料理がおすすめです。カリウムが豊富なほうれん草やモロヘイヤ、じゃがいもなどの野菜を下ゆでするときは、できれば電子レンジを使います。

水分を使うなら、**スープや鍋にして汁ごと食べる**とよいでしょう。溶け出したカリウムを逃さず摂取することができます。

スープならしっかり減塩

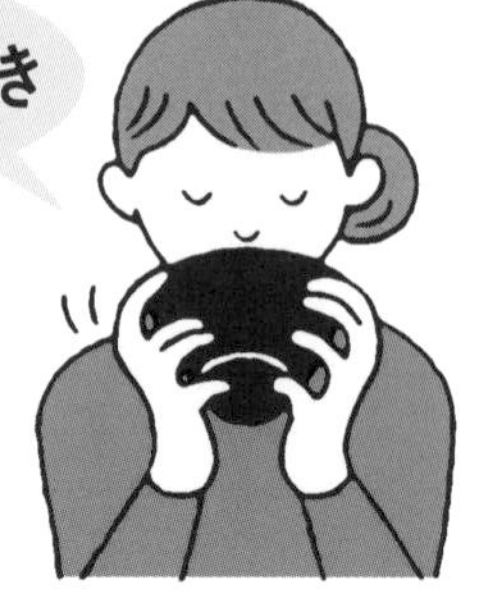

汁ごと食べるとき
↓
減塩を守る！

水を使って加熱する場合、スープ料理なら溶け出したカリウムも摂れる。ただし、汁は徹底して減塩する。

余分な脂をしっかり落として、高血圧につながる肥満を解消

肉の脂肪は2ステップで落とす

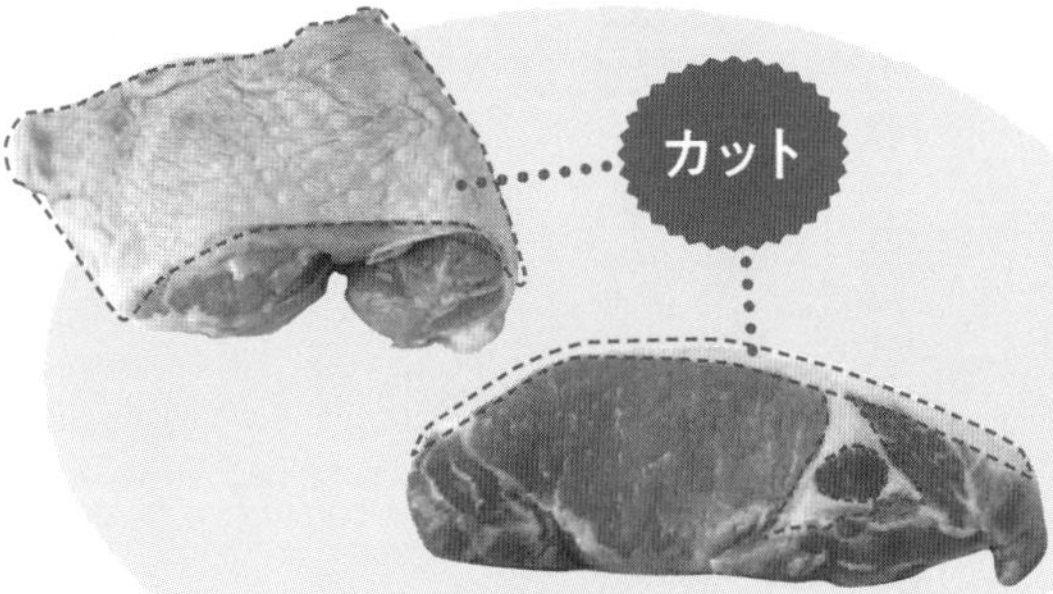

カット

ステップ 1

下処理で脂をカット

鶏の皮（1gで約5kcal）や白い脂身（1gで6～7kcal）は、包丁で取り除く。

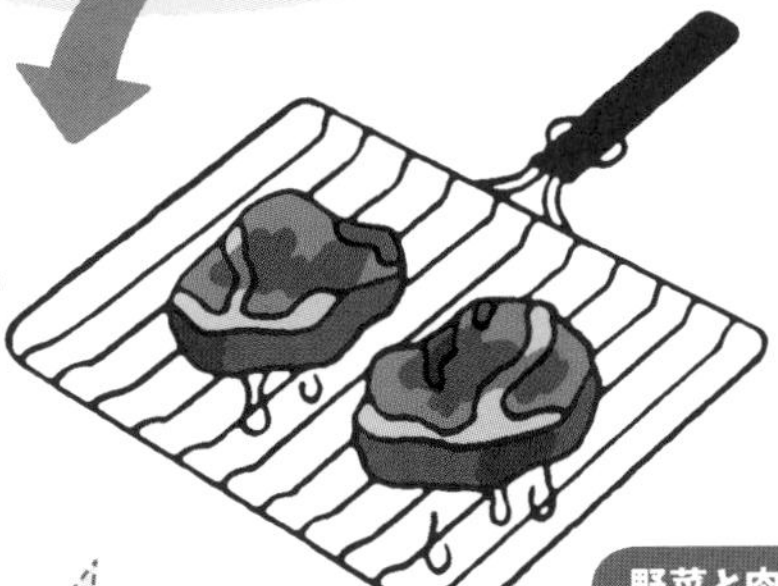

ステップ 2

加熱でさらに脂を落とす

食材の脂が溶けて落ちる下記のような調理法がおすすめ。

- 網焼き　●グリル焼き
- フライパン焼き（出た脂はふき取る）
- しゃぶしゃぶ（脂が溶け出た汁は飲まない）

野菜と肉や魚を合わせたメニューの例

- 季節野菜と鶏むね肉のグリル
- トマトと塩サバのレンチン蒸し
- 肉と白菜のレンチン重ね蒸し など

一方、調理でできるだけ減らしたいのが、飽和脂肪酸です。肉類の脂身やバターなどの乳製品に多く含まれ、高血圧につながる肥満を促して、動脈硬化の原因にもなる脂です。

肉はできるだけ飽和脂肪酸の少ない赤身を選ぶようにしたいものですが、脂身付きの肉でも、**調理法を工夫することで余分な脂を落とす**ことができます。特に肥満のある人は、ダイエットのためにもしっかり脂を落とすことが大切です。

脂を減らすには、2ステップで処理します。まず、**脂身や鶏の皮などを取り除く**こと。そして、**脂を落とす方法で調理する**こと。下ゆでするか、網焼きやグリルで焼き、脂をできるだけ落とします。フライパン調理では、出てきた脂をキッチンペーパーでこまめにふき取りましょう。

味つけは「表面」&「仕上げ直前」にする

「減塩＝うす味」とあきらめていませんか？　味つけの方法やタイミングを工夫することで、実際の味つけより強い塩気を感じることができて、おいしく食べられます。

肉や魚に**下味**をつけるときに**塩やしょうゆを使わない**

減塩の献立は味がぼんやりとして、おいしく感じないという人も多いかもしれませんが、味つけの方法とタイミングを工夫するだけで塩気を強く感じ、味にインパクトが出ます。

まず、大事なのが下ごしらえの段階です。このとき、**肉や魚の下味に塩やしょうゆを使わない**こと。下味をしっかりつけておかないと肉や魚はおいしくないと思うかもしれませんが、それでは減塩になりません。

下ごしらえでは塩分を使わなくても、おいしく仕上げる方法があります。

魚介類は少量の酒に30分ほど漬け込んでおけば、くさみは消えます。肉なら香辛料やヨーグルト、果物に漬け込むと香りもよく、やわらかくジューシーに仕上がります。

味つけは焼く直前に片面にだけ塩を振ります。こうすると舌で塩気をしっかりと感じることができて、少量の塩でもおいしく食べられます。

塩が舌に直接触れるようにする

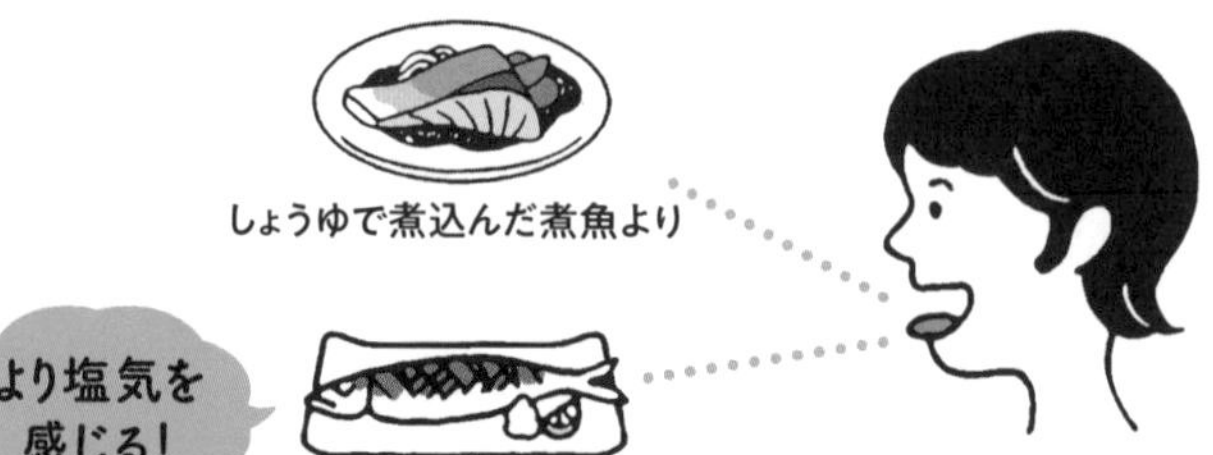

口内や舌にある味を感じる細胞に塩が直接触れるようにすると、塩気の余韻が長く続き、実際はうす味でもおいしく感じる。

煮物、焼き物、和え物、サラダも、仕上げ直前に味つけするとおいしい

料理別味つけのタイミングと方法

［焼き物］

焼く直前に片面だけ塩

下味はつけず、焼く直前に少量の塩を表面に振る。片面でも十分味わえる。

［煮物・煮つけ］

煮込んだ後に味つけ

だしや酒で煮込んだ後、しょうゆや砂糖を加えて表面にからめるようにする。

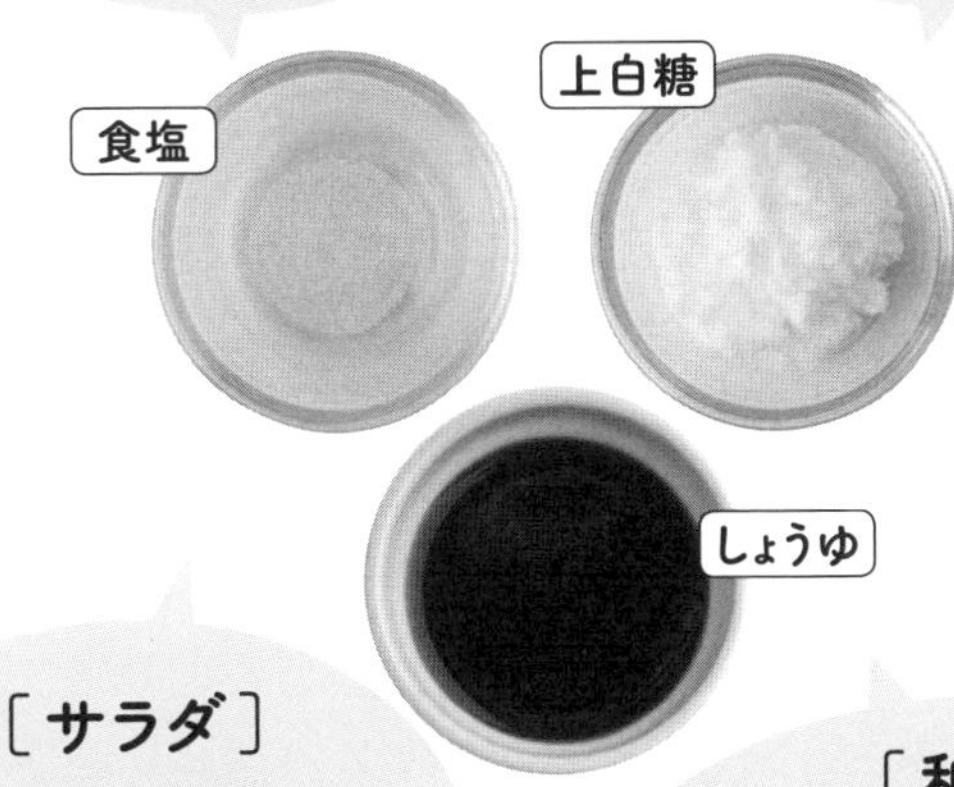

味のバランスをとるため、砂糖も控えめに。また、おでんや筑前煮など、作り置きする煮物は味が濃くなりがち。だしをきかせてうす味に仕上げるのがコツ。

［サラダ］

食べるときに岩塩を少々

ドレッシングは塩気の少ないものにして、食べるときに岩塩を少し振りかける。

［和え物］

食べる直前に調味料を和える

時間がたつと素材から水分が出て味がうすくなる。

味つけのタイミングも大事です。煮物は調味料を加えて煮込むものという先入観がありますが、うす味の献立では**塩やしょうゆ、砂糖を加えるのは仕上げる直前**がベスト。

だしや酒で煮込んで具材がやわらかくなってから味つけをします。そうすると具材の表面にしっかりと味がからむので、減塩でもおいしく食べられます。焼き物も中に火が通ってから、片面にだけ味つけします。

和え物やサラダも同じ要領です。特に和え物は調味料を加えると具材から水分が出て、味がうすまってしまいます。**食べる直前に調味料を加えると、少ない塩分でも味をしっかりと感じる**ことができます。

サラダも直前に塩やドレッシングを加えたほうが塩味を感じやすく、食感も損なわれにくいです。

和洋中の「混合食」でおいしく降圧！

高血圧対策では「洋食よりヘルシーな和食がいい」「油っこい中華はダメ」などと思われがち。和洋中のメリットを取り入れた献立なら、食事を楽しみながら血圧を下げられます。

高血圧対策の食事に向いているのは、脂質が少なそうな和食か、生野菜を摂りやすそうな洋食か、または香辛料の効果で減塩しやすそうな中華か……などと悩むところですが、一概にどれがいいとはいえません。

むしろどれか一つを選ぶより、**和洋中、エスニックなど多種類の料理を組み合わせる**のがおすすめです。

それぞれに長所・短所があるので、**メリットの部分だけを取り入れる「いいとこどり」**が正解。大事なのは、塩分摂取量の目標値を守って食べることです。

和洋中それぞれの料理から高血圧に効くポイントを取り入れる

和洋中のメリット＋減塩

和食
- ごはん
- 大豆製品を使った料理
- 魚料理
- 野菜や海藻を使った副菜 など

洋食
- 乳製品を使った料理
- 生野菜のサラダ など

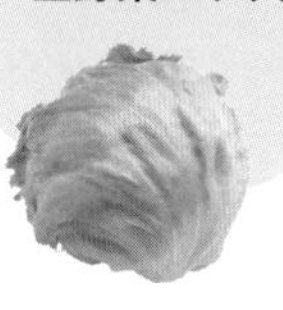

中華・エスニック など
- いろいろなスパイス
- 香りの強い野菜
- ナッツ類を使った料理 など

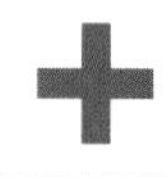

＋

減塩

「○○料理」という縛りをなくすことで、食材の種類や調理法の選択肢が増える。

和洋中にこだわらず 主食・主菜・副菜を毎回セットで摂る

乳製品や果物はデザートなどで足す

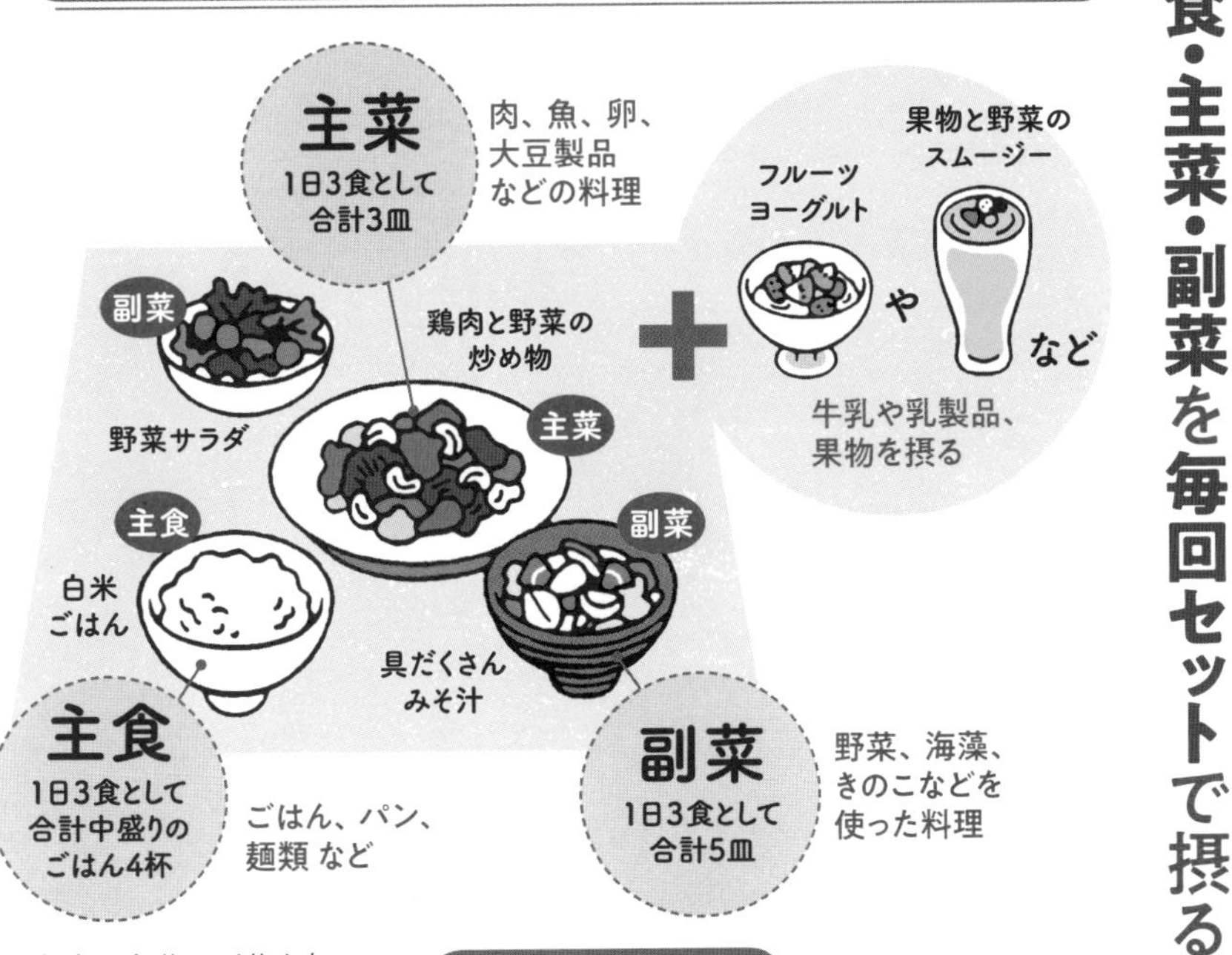

主食・主菜・副菜を毎回そろえ、不足しがちな牛乳や果物はデザートや飲み物で摂る。

和洋中混合食の献立例

◎白米ごはん(和)／豆腐と野菜のみそ汁(和)／焼き鮭半切れ(和)／グリーンサラダ(洋)／フルーツヨーグルト(洋)

◎白米ごはん(和)／ナッツ入り鶏肉と野菜のピリ辛炒め(中)／厚揚げしょうがじょうゆかけ(和)

血圧を下げたり、肥満を解消したりするには、栄養バランスのとれた食事を心がけることが大切です。糖質や脂質を極端に制限した食事や、野菜ばかり食べる、肉ばかりに偏るといった食べかたは、いくら減塩を守っていても、身体によくありません。

バランスよく食べるには**和洋中にこだわらず、できるだけ多種類の食品を摂る**ようにしましょう。

そのためには、丼物や麺類などの単品の献立よりも、主食・主菜・副菜をセットにすると栄養バランスが摂りやすくなります。そのうえで、不足分は飲み物やデザート、おやつなどで補いましょう。

うどんやそば、カレーといった単品の献立を選ぶときは、付け合わせに副菜やサラダを追加すると、栄養バランスを整えやすくなります。

みそ汁ならぬ「おかず汁」で血圧上昇を防ぐ

塩分が多く含まれるみそ汁。減塩を意識した食生活の下では悪者とされがちですが、そんなことはありません。具の種類や量を工夫すれば、降圧に効果的なおかずになります。

具だくさんにして減塩すれば 1日3回味わうこともできる

みそ汁を減塩する3つのコツ

コツ 1

具だくさんにして汁を減らす

野菜や海藻などをたっぷり入れ、汁を半分に。1日3回食べるなら、汁は3分の1ほど残す。

おすすめの具

- ありあわせの野菜
- 海藻
- うまみの強い油揚げや豚肉 など

3~4種類

コツ 2

手作りのだしを使う

市販のだしは塩分が高い。昆布やかつおぶしで手作りすれば(P92)、塩分をカットでき、うまみも増す。

減塩みそなら…
一般的なみそ汁1杯の塩分
ー約0.3g！
※数字は足立香代子調べ。

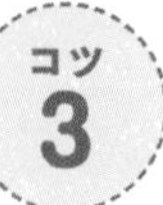

コツ 3

「減塩みそ」を使う

舌で感じるおいしさそのままに食塩量を減らしたもの。パッケージの成分表で「食塩相当量」を比較して選ぶ。

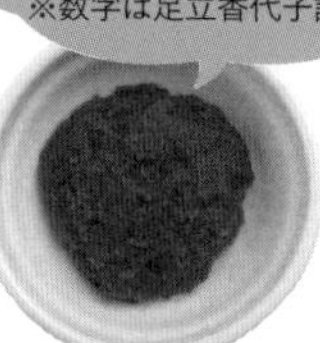

みそ汁の塩分は1杯当たり約1.5～2.2gほどといわれており、1日の塩分摂取量目標値6g未満を考えると控えたほうが無難です。

ただ、みそには植物性たんぱく質をはじめ、発酵由来のビフィズス菌など、胃腸の働きを整えるのに効果的な成分も多く含まれています。

そこでおすすめしたいのが、**具だくさんの「おかず汁」**。カリウムの多い野菜や海藻をたっぷり入れ、塩分の入っていない自家製だしと減塩みそで作ります。このおかず汁なら、毎食食べるのもおすすめです。

カリウムや食物繊維が豊富な野菜や海藻をたくさん入れる

たくさんの具とコクで塩気が少なくても大満足

具のうまみとコクで
食べごたえあり

けんちん風みそ汁

[具材]
- 根菜類
- 油揚げ
- こんにゃく など

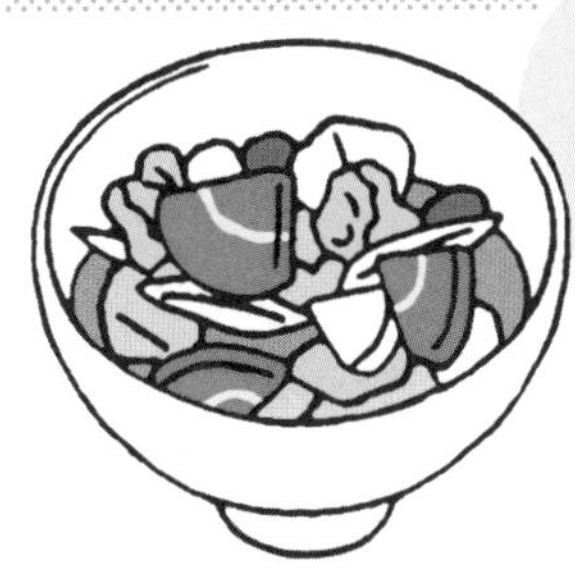

食物繊維が豊富な根菜類をごま油で炒め、みそで味つけ。

高血圧によい
カルシウムが摂れる

牛乳汁

みそ汁に牛乳を加えると、コクが出てまろやかに。

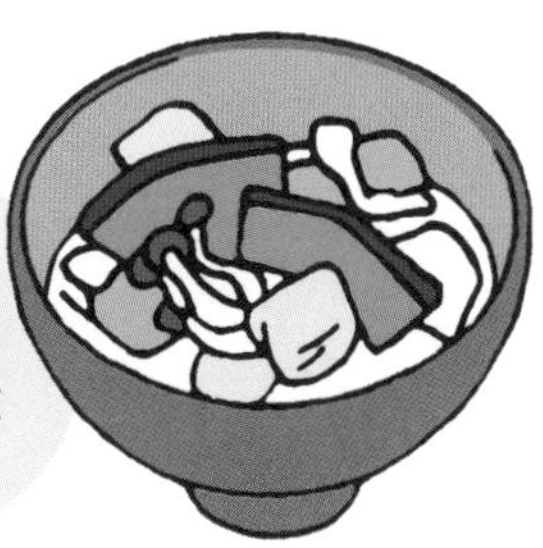

[具材]
- いも類
- かぼちゃ
- ほうれん草
- きのこ など

血管を強くする
ごまをきかせて

ごまみそ汁

[具材]
- いりごま、練りごま
- 根菜類
- 豆腐 など

ごまには血圧の上昇を抑制する働きが。みそ汁に加えると、香ばしさがうす味を補います。

おかず汁はアレンジしやすく、毎食摂り入れやすいのが特徴です。
例えば主菜に野菜が足りないときには、汁の具にカリウムや食物繊維たっぷりの野菜や海藻類、いも類を加えるとよいでしょう。レンコンやごぼうなどの根菜も食物繊維が豊富でおすすめの食材です。

また、ダイエット中なら野菜のほかに、こんにゃくや糸寒天をプラスすると低カロリーで腹持ちがよくなります。しいたけやえのきたけ、しめじなどのきのこ類も低カロリーで食物繊維もたっぷり摂れます。

みそ味に飽きたら、**牛乳やすりごま、いりごまを加えてコクを出したり、味を変えたりする**と飽きずに楽しめます。塩分が気になるときは、具だけ食べて汁を残すようにすれば、摂りすぎる心配はありません。

加工食品は時間をかけて減らしていく

加工食品には、保存性を高めたり食感を保つために、塩分が多く含まれています。食べる量を段階的に減らしていくとともに、食べかたを工夫して減塩しましょう。

よく食卓に並ぶ**加工食品**の中で、**特に塩分が高いもの**を覚えておこう

塩分は、ふだんよく口にする加工食品にも多く含まれています。ハムやソーセージ、ベーコンなどの肉の加工食品をはじめ、かまぼこやちくわ、さつま揚げなどの練り製品、佃煮や漬物にも塩分が多く含まれており、意識せずに食べてしまうと塩分の摂りすぎになります。

まずは、**よく食べている加工食品の塩分含有量を把握し、量を計算して少しずつ減らす工夫**をしましょう。

身近な加工食品の食塩量

	食品名	1食当たりの目安量	食塩量（約〜g）
肉加工品	ロースハム	40g（薄切り2枚）	0.9
	ベーコン	40g（2枚）	1.0
	ウインナー	30g（2本）	0.6
漬け物	たくあん	30g（5切れ）	1.0
	白菜塩漬け	50g（1枚）	1.1
	きゅうりぬか漬け	30g（5切れ）	1.6
佃煮	あさりの佃煮	30g（大さじ2強）	2.2
	昆布の佃煮	30g（大さじ2強）	2.2
干物	にしん（燻製）	30g	3.0
	ほっけ（開き干し）	60g	1.1
	あじ（開き干し）	50g	0.9
魚（塩蔵品）	たらこ	60g	2.8
	すじこ	30g	1.4
水産練り製品	かまぼこ	80g（3切れ）	2.0
	焼きちくわ	45g（1/2本）	0.9
	はんぺん	80g（1枚）	1.2
	さつま揚げ	60g（小1枚）	1.1

練り製品は塩分が多いが、砂糖も多く含まれているため塩気を感じにくい。

※「日本食品標準成分表2020年版（八訂）」をもとに編集部で算出。

優先順位をつけて段階的に減らし、食べるときは調味料を使わない

加工食品を絶対に食べてはいけないわけではありません。ただ、塩分量の多さを考えると、食べる量を減らしていくのが適切でしょう。

ひんぱんに献立に使っているものは**回数・頻度を減らし、代わりになるものがあればほかの食品と置き換える**ようにします。代わりがないものや好物であれば、塩分量を計算し、1日の塩分摂取量の目標値以内で食べるように調整します。

また、加工食品の多くはしっかりと味がついているので、食べるときにはしょうゆなどの調味料を使わないようにします。塩気があるハムやソーセージはドレッシングなしの生野菜と一緒に食べたり、塩を振りかけずにハムエッグにしたりすると、塩分摂取量を抑えられます。

漬物や梅干しも同様です。**浅漬けや減塩梅干しなら大丈夫と思っていても、量を食べてしまうと結果的に塩分を摂りすぎる**ことになります。量と頻度を減らすか、塩抜きしてから食べるようにしましょう。

調理メモ

漬物は水にさらし、香り野菜と合わせる

漬物は水にさらして舌で塩気を感じないくらいまで塩を抜く。青じその千切り、レモンの搾り汁と合わせると、減塩しつつ食感や香りを楽しめる。

食べるときは食材そのものの塩気を生かす

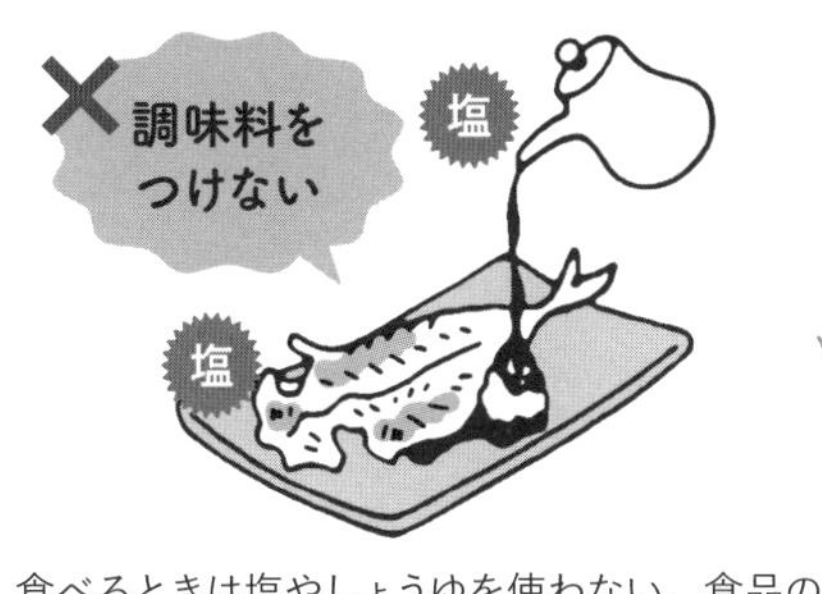

食べるときは塩やしょうゆを使わない。食品の塩気を生かしてほかの調味料を減らす工夫を。

塩気を上手に利用

塩をかけない

卵チーズトースト

ドレッシングいらず

生ハムのせサラダ

濃い料理は1品だけにして頻度を減らす

減塩が大切といっても、すべての料理をうす味にすると、物足りなさが残ったりするもの。これまで通りの濃い味の料理も少しだけ取り入れることで、無理なく続けられます。

うす味ばかりでは**長続きしない。濃い味も1品だけ**取り入れる

　血圧を下げ、良好な状態をキープするには生涯減塩食を続けていくことになります。うす味は続けるうちに徐々に慣れていきますが、途中で挫折する人が多いのも事実。

　なかにはうす味の物足りなさから、量をたくさん食べてしまい、結果的に塩分を摂りすぎる人もいます。

　減塩食に慣れるまでの間は、おいしく食べられる工夫が必要です。

　そこで、**すべてのおかずを減塩するのではなく、1品だけは普通に味つけをしたものを用意**します。もちろん、1日当たりの塩分摂取量目標値は守りますが、味にメリハリをつけることで食事をおいしく感じられれば、飽きることなく続けられるようになります。

　そのうえで、味の濃いおかずの登場頻度を少しずつ減らし、最終的にすべてのおかずを減塩食にしていけばよいのです。

うす味と濃い味を合わせる

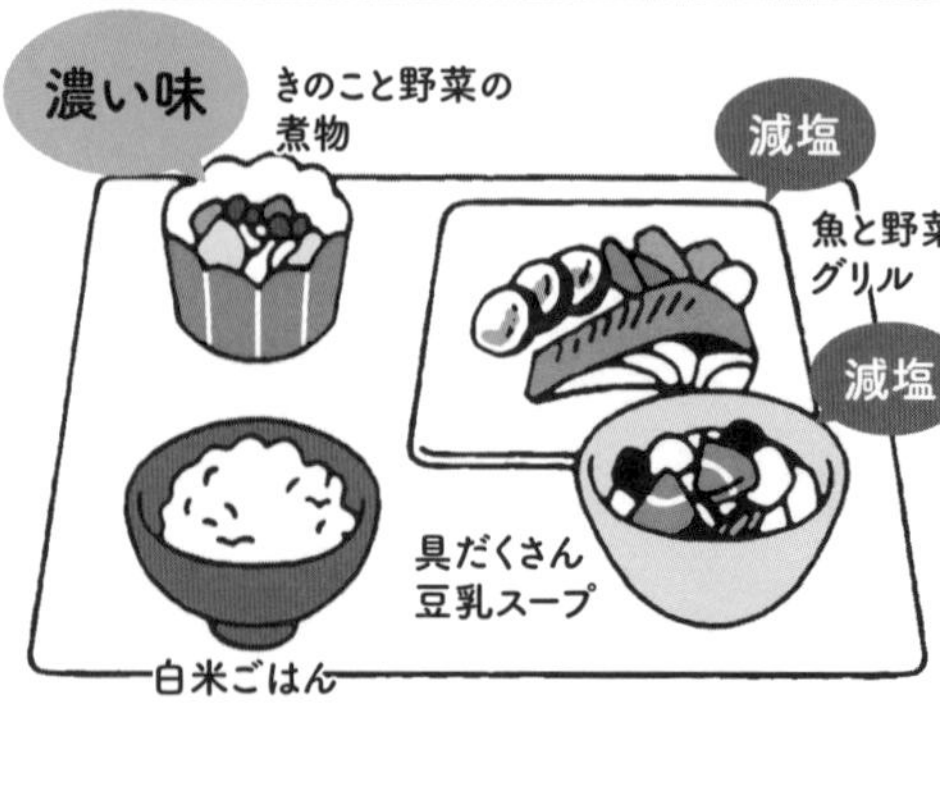

たまには1品だけ濃い味に。うす味と交互に食べることで満足度が上がる。

見た目や食感にメリハリをつけ味気なさを感じさせないようにする

焼き目や色の工夫でおいしさが増す

素材に「焼き目」をつける

蒸し野菜

グリル野菜

香ばしい風味でおいしさが増す

香ばしさがアクセントになり、少量の塩やしょうゆ、柑橘類の搾り汁など、シンプルな味つけでおいしく食べられる。

料理の「色」を濃くする

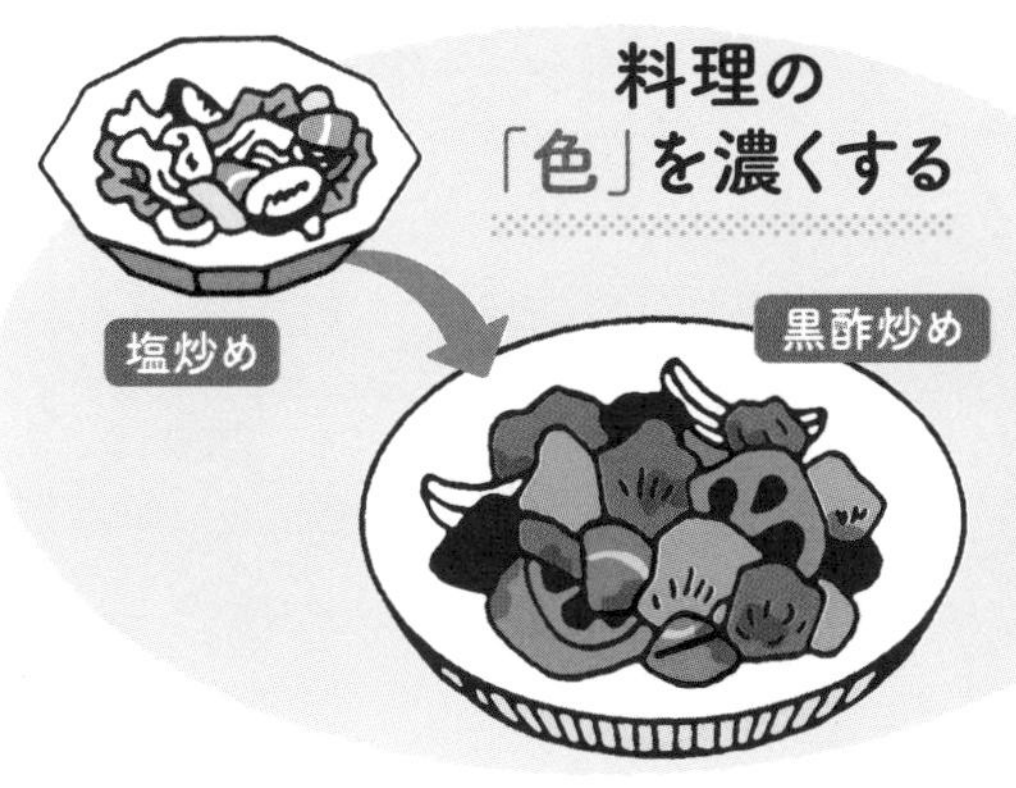

見た目の強さで味気なさを払拭

料理の色を濃く仕上げることで、「減塩＝味気ない」という印象が和らぐ。カレー粉やパプリカパウダーなどを使っても同様の効果が。

おいしい食事には食感も大事です。なめらかでのどごしがよいもの、ジューシーなもの、シャキシャキ、カリカリッとした歯ごたえのあるものなどを適度におり混ぜます。

また、うす味だと似たような味になりやすいので、**甘味・辛味・酸味・苦味などメリハリのついた味つけ**を心がけるとよいでしょう。

さらに、料理は目でも楽しむもの。食卓に並んだ料理がおいしそうに見えることも大事です。

色とりどりの食材を用いたり、見るからにおいしそうな焼き目や照りをつけたりするように調理します。骨付き肉やおかしら付きの魚、エビやカニなども殻つきのままで出すと豪華でおいしそうに見えます。

ときには、器や食器にも工夫を凝らしてみるのもおすすめです。

COLUMN

食事を出すときの「ひと声」が減塩を助ける

減塩した食事に慣れないうちは、うす味の食事を物足りないと感じるもの。さらに、食べる前から「減塩食である」という前情報が与えられると、うす味のイメージが先行し、塩気ばかりが気になっておいしさが感じられなくなってしまいます。

おいしく食べてもらうためには、食事を出すときの言葉がけも大切です。「減塩」よりも、食材のこだわりや調理の工夫、風味などを強調するといいでしょう。

食欲をそそる言葉がけの例

レモン汁をかけると
おいしさがアップ
丁寧にだしを
とったから風味を
楽しんで
香辛料をきかせて
みたけど、どう？
ほう

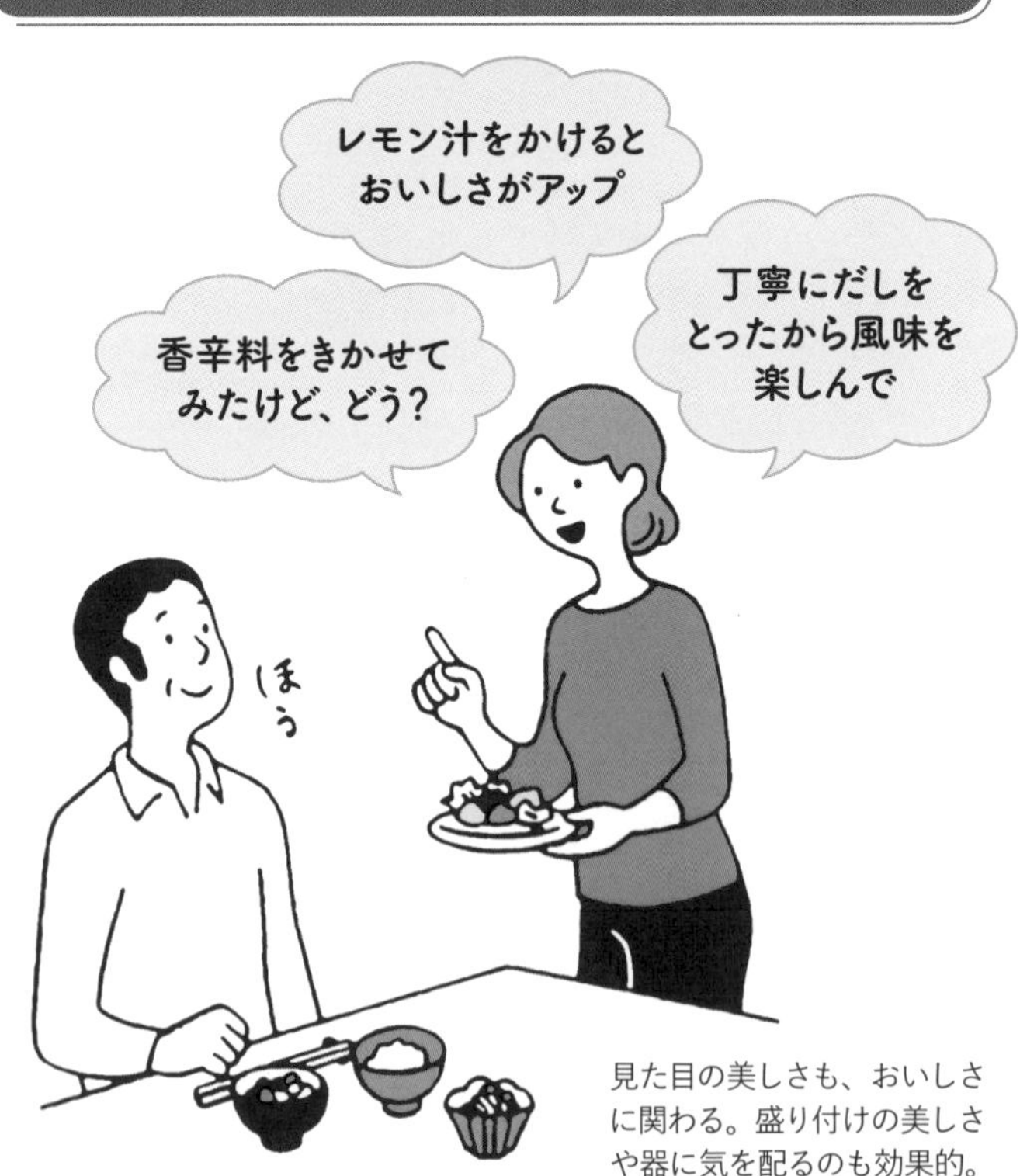

見た目の美しさも、おいしさに関わる。盛り付けの美しさや器に気を配るのも効果的。

PART 3

食べかた一つで血圧が安定する

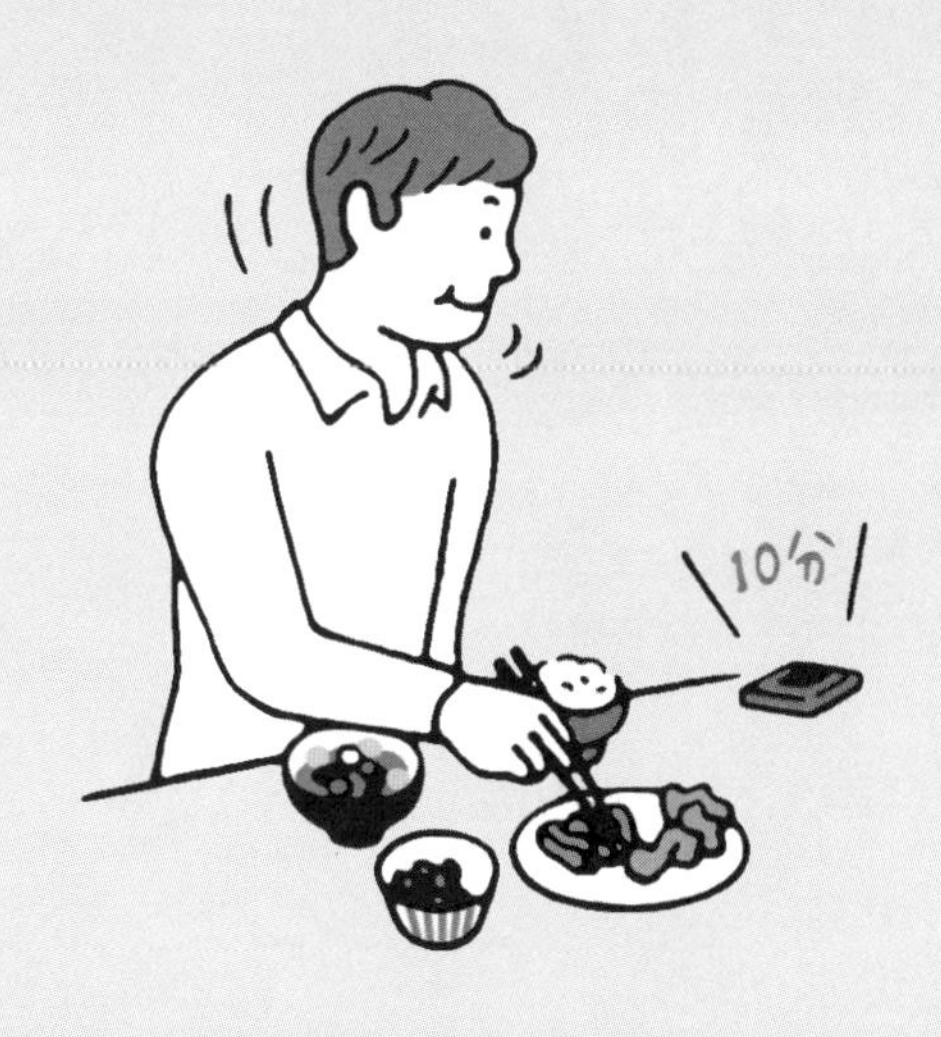

できたてを食べればうす味も気にならない

できたばかりの料理のおいしさは、何物にも代えがたいもの……。また、料理によっては、時間がたつと塩気が弱く感じられたり、味がぼやけたりするので、注意が必要です。

素材の味や香りを楽しむ減塩食は、できたてがいちばんおいしくいただける

レストランにしてもラーメン屋さんにしても、お店で食べる食事をひときわおいしいと感じるのは、食材のよさや、プロの料理人の手によるものという部分もありますが、もう一つ大切な要素があります。それは、できたての最もおいしいタイミングで料理が提供されること。これは家庭料理にも当てはまります。

特に、**減塩食はうす味で仕上げるため、素材の味や香りを味わうのがポイント**です。そのためには、できたてのタイミングに食べることが大切です。

なお、常備菜を作り置きするときは、味つけに注意が必要。日持ちさせるために、また、常温でもおいしく感じられるように、しっかりとした味つけになりがちです。塩分を増やすのではなく、自家製だしや酸味、スパイスなどで味にコクと深みを追加するようにしましょう。

作り置きでもしっかり減塩

酢やにんにくで
パンチをきかせる
ごまやごま油で
コクを出す
だしを
きかせる
きのこなど
うまみ食材を
使う

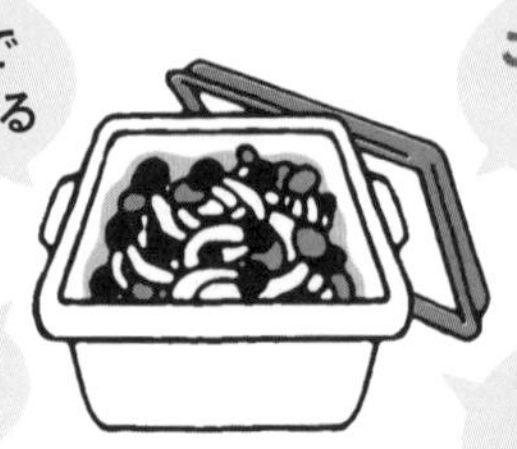

時間がたってもおいしさを保つように味が濃くなりがち。減塩を守り、酸味やうまみでカバー。

熱いものは熱いうちに、冷たいものはしっかり冷やす

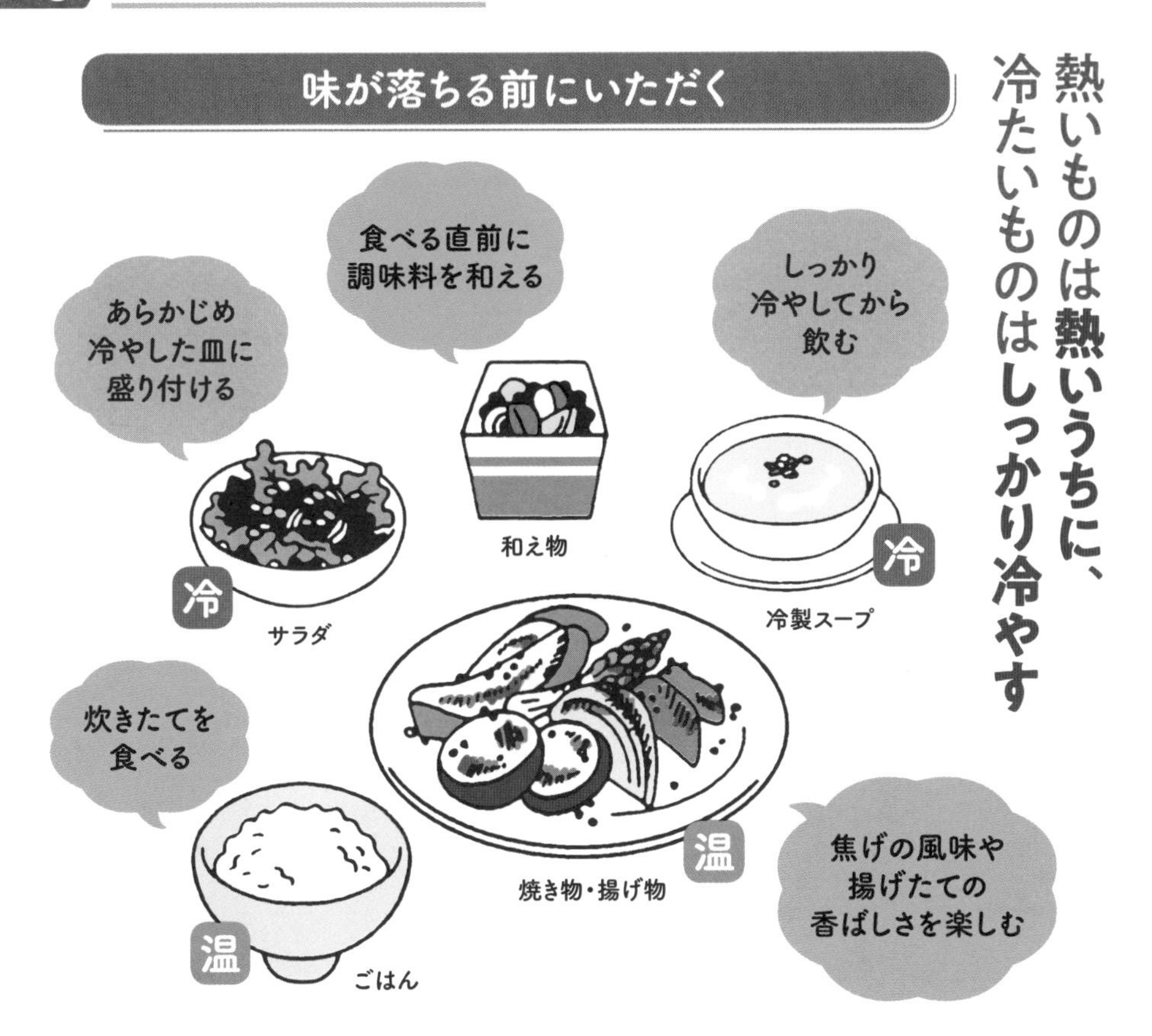

時間がたつと食感が悪くなったり、塩気が薄く感じられたりして、おいしさが半減することも。作りたてを食べよう。

減塩食をよりおいしく食べるには、**熱いものは熱いうちに、冷たいものはしっかり冷やした状態で食べる**に限ります。ただ、熱いものの場合に注意したいのが、あまり熱々にしすぎないこと。**汁物や麺類などを熱々に温めすぎると、塩気を感じにくくなります。**実際に舌で感じる以上に塩分が多く含まれていても、物足りなさを感じてしまいます。温めすぎず適温で食べるのがいちばんです。

うす味の献立をおいしくするには、**旬の食材を用いることもポイント。旬のものは味だけでなく香りや風味、食感もよく、素材そのものが十分においしいので、余計な調味料を使わずに済みます。**また、旬のものは栄養価の面でもすぐれています。季節ごとの新鮮な食材を使って、おいしく減塩食を続けていきましょう。

時間をかけてよく噛むことで満足感が高まる

素材本来の味を楽しみ、減塩食をおいしくいただくためには、よく噛んで食べることが大切。あっという前に食べ終わってしまうような料理、食べかたは避け、丁寧に味わいましょう。

よく噛んで食べる料理ならうす味でも素材のおいしさを味わえる

早食いがくせになっている人は、その習慣を改めることも必要です。特に、肥満がある人の早食いは禁物。よく噛まずにせかせか食べると満腹中枢が刺激される前に食べ終わってしまい、塩分もカロリーも十分に摂ったのにまだ食べ足りない気がして、食事に不満が残ります。

時間をかけ、**ゆっくり食べると食べすぎを防ぎ、血糖値の急上昇を抑えて肥満の改善**につながります。早食い防止には食べごたえがあり、よく噛む必要があるもの、食べるのに時間がかかる献立を選びましょう。

メニュー選びのポイント

例えばステーキなら…

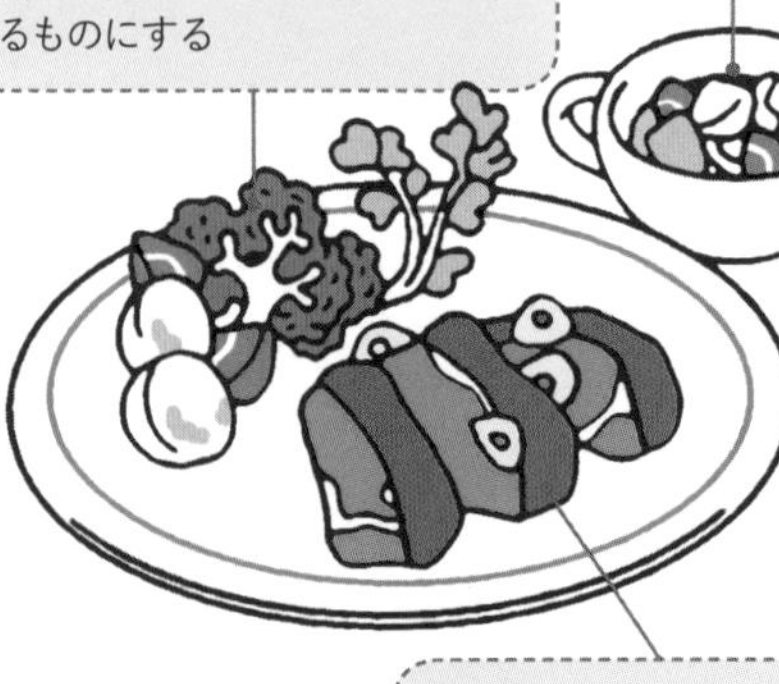

具沢山スープ ＞ ポタージュスープ
硬めの野菜がゴロゴロ入ったものがおすすめ

固ゆでの大きめに切った野菜など ＞ マッシュポテト
付け合わせも噛みごたえのあるものにする

赤身の多い肉 ＞ 脂の多い肉
高血圧のリスクとなる飽和脂肪酸もカットできる

硬すぎる赤身肉は、きざんだキウイやパイナップルに1～2時間漬け込むとやわらかくなる。

丁寧に食べることでおいしさが増して、腹持ちもよくなり食べすぎを防げる

早食いを改善するには、食べかたを工夫するだけでも効果があります。

まず、**家族や友人との会話を楽しみながら食べること**。おしゃべりに夢中になりすぎるのはいけませんが、適度に話をしながら食べると自然に早食いを防げます。食卓にタイマーや時計を置いておくのも一つの方法です。最低でも20分ほど時間をかけて食べるようにしましょう。

食事のマナーに気をつけることも大事です。姿勢を正し、音を立てず、丁寧な箸遣い、フォークやナイフの使いかたを心がけます。また、やってしまいがちなのが、ながら食べ。テレビを見たり、スマホをいじったりせず、食事に集中します。

また、**かき込んで食べるのもおすすめできません**。早食いになりがちな丼物や麺類はできるだけ避け、納豆などもごはんにかけず、別の器から食べるようにしましょう。

ゆっくり食べる5つの工夫

1 誰かと食べる
適度に会話しながら、食材の味や香りを楽しむ。

2 食卓にタイマーを置く
目安は20分くらい。時々確認しながら食べる。

3 マナーに気をつける
品よく食べることを意識する。

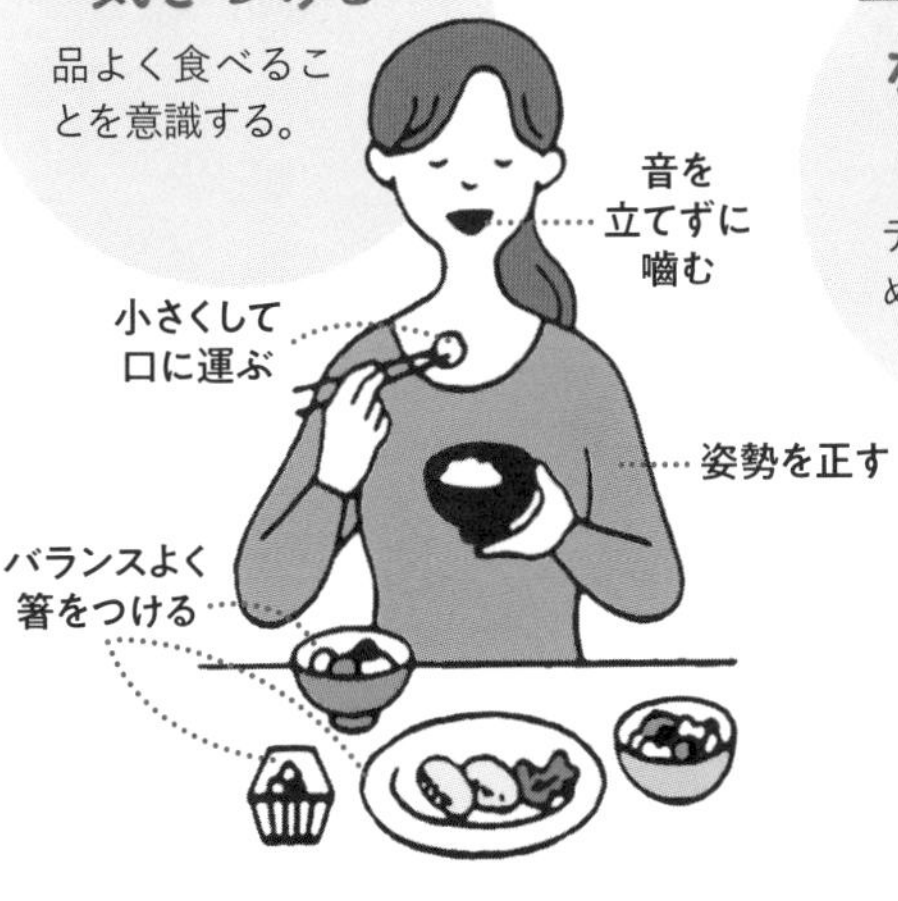

音を立てずに噛む
小さくして口に運ぶ
姿勢を正す
バランスよく箸をつける

4 ながら食べをしない
テレビやスマホをやめて食事に集中。

5 ごはんに何ものせない
とろろや納豆は別皿にするのがおすすめ。

減塩食は少しずつ地道に続けることが大切

塩気の強いものをおいしいと思う感覚は、すぐには変えられません。焦らず地道に減塩を実践し、素材の味をおいしいと感じる「舌」を育てましょう。

長年の**食習慣**や**加齢**から「**塩味舌**」になっている可能性も

塩分は体に必須の栄養素であるため、塩味をおいしく感じるのは自然なことです。ただ、自分でも意識しないうちに、どんどん濃い味つけが習慣になっていくことがあります。特に高齢になると味覚が鈍くなり、**自分で思っている以上に塩分を摂りすぎていたり、塩味好きになっていたりすることも**あります。

上表で味覚チェックをするほか、家族などに味見してもらいましょう。また、調味料を量り、ふだんの味つけでどれくらいの調味料を使っているのか確認するのもよい方法です。

塩味好き度をチェック！

- □ 麺類のつゆは飲み干す
- □ つけ麺よりラーメンが好き
- □ 白いごはんにはおとも（ふりかけ、佃煮、漬物など）が必要
- □ 揚げ物にはソースやしょうゆをたくさんかける
- □ ソースやしょうゆを二度づけする
- □ 塩焼きにしょうゆをかける
- □ ドレッシングは、皿にあまるくらいかける
- □ 牛丼はつゆだくが好き
- □ 付け合わせのキャベツの千切りにドレッシングなどをかける

チェック4個で塩味舌認定！

これらはいずれも塩分過多につながる食習慣。チェックが多いほど、塩気の強い味を好む傾向あり。

いきなり目標値には近づけない。数ヵ月続けるうちに舌が慣れる

味覚改革を進めるためのスケジュール

スタート

みそ汁1杯、おかず1品から減塩

右の表でチェックがついたものを選び、少しずつ減塩していく。

スタートから 2〜3週間

無理は禁物。1品はふだん通りの濃い味に。

減塩食、減塩習慣を増やす

減塩食を続けつつ、かけじょうゆをやめるといった減塩対策も習慣化。

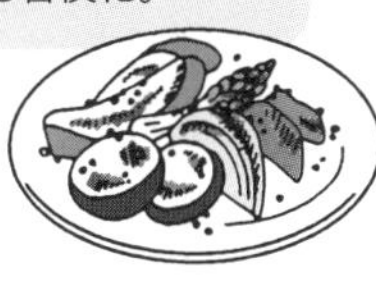

スタートから 3〜4週間

3日単位で考えて、失敗しても焦らずリセット(P140)。

濃い味への違和感を大切に

徐々にうす味に慣れ、濃い味をつらく感じるようになることも。

!?

スタートから 1ヵ月

さらに減塩。素材の味を感じる料理、食べかたを実践。

ゴール

「減塩舌」のできあがり

塩味舌に戻らないよう、食生活に気をつけながら過ごす。

濃い味つけに慣れた「塩味好き」の舌になっていると、減塩できるか不安かもしれませんが、**そもそも味覚は慣れなので、続けるうちにうす味に慣れます**。ただし、いきなり塩分量をカットするのは挫折のもと。

1日当たりの塩分摂取量目標値は6g未満ですが、いきなりこの数値に減らすのは無理があります。上図のように段階的に進めていくと挫折しにくく、効果的です。

最初は2〜3週間かけて、おかずの1品を減塩食にすることから始めます。徐々に慣れてきたら、さらに減塩食の品数を増やします。1ヵ月ほどで減塩に慣れてくるはずです。

人によっては2〜3ヵ月かかるかもしれませんが、自分のペースでかまいません。**途中で投げ出さず、地道に続けていくことが大切です。**

調味料はつける＆和えると少量でもおいしい

食べるときにしょうゆやドレッシングをかけると、ついたくさん使ってしまいがち。ちょっとずつつけたり和えたりすることで、使うのは少量でもしっかり塩味が感じられます。

つけかたやしょうゆさしの工夫でしょうゆの量を減らす

しょうゆやソースなどの調味料を使うときは、「かける」使い方はやめましょう。ほんの少しのつもりでもドバッと出て、かけすぎてしまうことがあるからです。また、直接おかずにかけると、しょうゆやソースが食べている間にどんどん食材に吸収されてしまいます。

しょうゆやソースのかけすぎを防止するには、**調味料を別の器に入れて少しずつつけて食べます**。あるいは調味料入れを1滴ずつ出るプッシュ式や、ごく少量を噴霧できるスプレー式に換えるとよいでしょう。

かけじょうゆの塩分をカット

かけじょうゆ
ひとかけでも
塩分
たっぷり！
少しのつもりがたくさん出してしまうなど、ついかけすぎになりがち。
減塩
つけじょうゆ
先端に
少しだけ
つける
アイデア
しょうゆさし
プッシュ式や
スプレー式

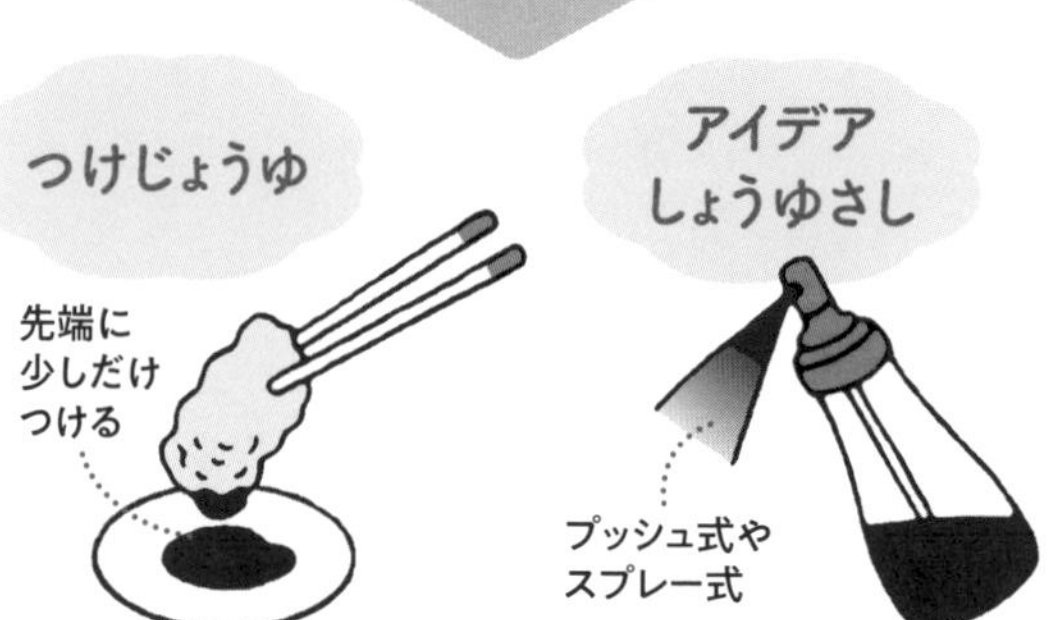

小皿に入れてつけたり、量を加減できるしょうゆさしを使う。だしわりじょうゆ（P90）に替えたりすればさらに減塩。

ドレッシングやたれは手作り&具入りでおいしく減塩

少ない調味料を酸味やうまみでカバー

サラダなら…少量のドレッシングを和える

酢やレモン汁で酸味をきかせて。かけるより和えたほうが、野菜にしっかりからまる。

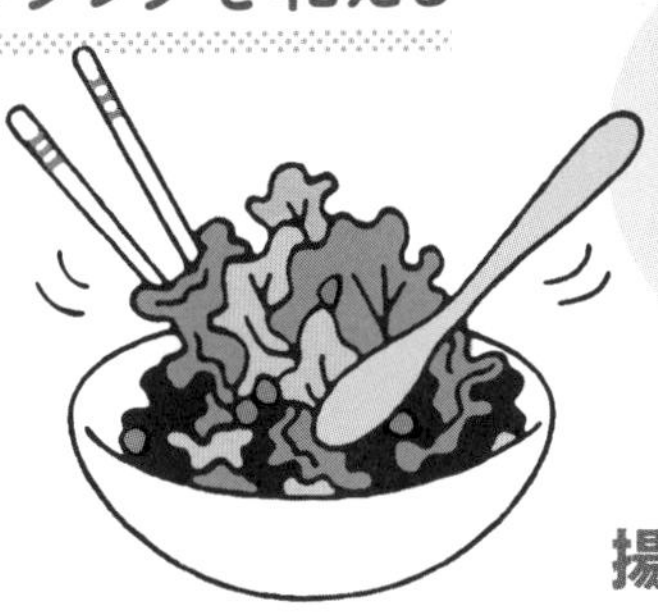

おすすめのドレッシング

- 酢+岩塩+レモン
- マヨネーズ+酢+ヨーグルト
- ごま油+岩塩 など

揚げ物なら…具入りのたれでごちそう風に

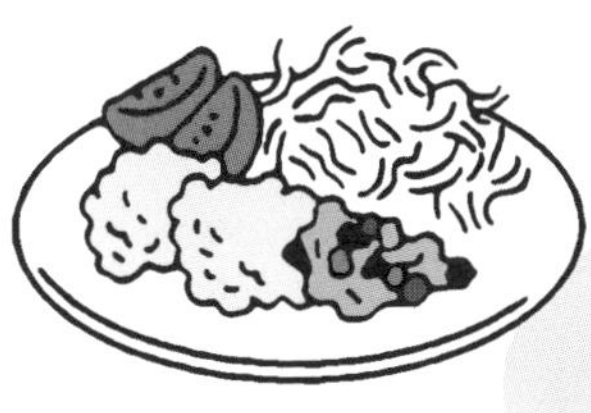

細かく切った野菜や卵入りのたれなら食べごたえがあり、見た目にも豪華。

おすすめのたれ

- きざみトマト+ケチャップ+マヨネーズ
- 玉ねぎすりおろし+しょうゆ
- ゆで卵+玉ねぎみじん切り+マヨネーズ など

ドレッシングやたれに使う調味料の塩分量
（大さじ1杯当たり）

調味料	塩分量
しょうゆ（濃口）	約2.6g
ポン酢	約1.3g
ウスターソース	約1.5g
中濃ソース	約1.0g
トマトケチャップ	約0.5g
マヨネーズ	約0.3g

※「日本食品標準成分表2020年版（八訂）」をもとに編集部で算出。

サラダのドレッシングや揚げ物のソース、たれなども市販のものをそのまま使うと、塩分の摂りすぎになることもあります。

少量のドレッシングやたれを使う場合は、**食べる直前にしっかりと和えると、全体に味がいきわたります。**ドレッシングを手作りするなら、酢やレモン汁で酸味をプラスすると、味が引き締まって少量でもおいしくできます。

揚げ物に添えるソースやマヨネーズなどにもひと手間かけましょう。きざんだトマトやおろし玉ねぎなどを加えると食べごたえも出ます。和風に仕上げたいときは大根おろしやねぎ、みょうがなどの薬味をポン酢だれに混ぜるのもおすすめです。上記の各調味料の塩分量を参考に、オリジナルソースを作ってみましょう。

3食欠かさないことで血圧が安定する

忙しくて朝食を食べなかったり、ダイエット目的で食事を抜いたりすると、生活リズムが狂って血圧が不安定になったり、逆に肥満を招くことも……。3食きちんと食べましょう。

食事を抜くと血圧が不安定になり、太りやすい体になる

高血圧の人は、毎日の生活で血圧をあまり変動させないことも大切です。血圧が急激に上がると、脳卒中や狭心症などの心臓発作の引き金になる危険があるからです。

血圧の変動を防ぐには、生活リズムを整えます。そのためには1日3回の食事をきちんととること。減量のために朝食や昼食を抜いたり、食事の時間が不規則になったりすると、食空腹感が強くなって食べすぎの原因になります。また、空腹の時間が長いと脂肪をため込みやすくなって、かえって肥満を招きます。

さらに、食事が不規則だと胃腸の働きも乱れて便秘になりやすくなります。**便秘による排便時のいきみは血圧の急上昇を招くこともあります。**

血圧安定のためには、1日3回の食事を規則正しい時間にとるように心がけましょう。減量が必要な人も、そのほうが痩せやすくなります。

空腹が続くと太る原因に

「ドカ食い」したくなる

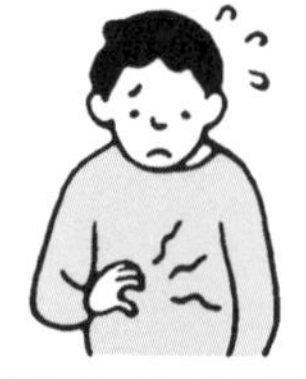

身体が脂肪をため込もうとする

食事 ← 間が空くと… 食事

強い飢餓感から脂肪などの栄養をため込みやすくなるため、次の食事で食べすぎる原因にも。

食事の間隔や必要な栄養素は、おやつを食べることで調節する

3食＋αを通していろいろなものを食べる

朝食

フルーツ＋乳製品から始めよう

いつも朝食を食べない人は、手軽に摂れる乳製品やフルーツから始めてみる。

＼おすすめ／
- 牛乳+野菜や果物のスムージー
- 果物入りヨーグルト
- パンなら野菜やたんぱく質と一緒に

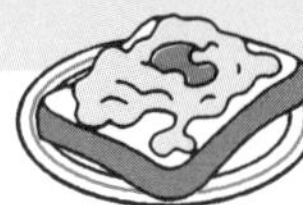

昼食

外食ではゆっくり食べられるものを選ぼう

麺類や丼物は避け、品数が多く、時間をかけて食べられる定食などを選ぶ(P132〜135)。

＼おすすめ／
- おかずの多い定食
- サラダや果物の追加

おやつ

200kcalまでを目安に食べる

空腹や栄養不足を補う「第４の食事」として、適量を摂る(P130)。

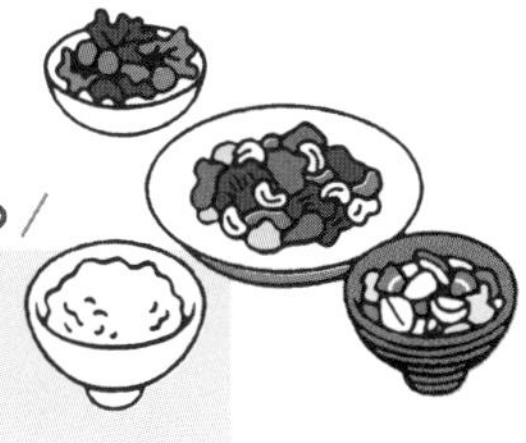

夕食

塩分・食べすぎに注意して品数多く食べよう

減塩や食べすぎないなどのルールを守る。量より品数を増やし、主食＋主菜＋副菜を意識して食べる。

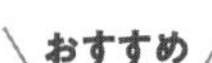

＼おすすめ／
- 白いごはん(主食)
- 肉や魚の主菜
- 野菜の副菜

食事は1日3回が基本ですが、仕事の都合などで食事の間隔がどうしても長く空いてしまう場合や、1回にまとまった量を食べられない高齢者は、おやつを活用するとよいでしょう。**1日当たりの摂取目標値の範囲内で、足りない栄養素を補う目的でおやつを食べる**ようにします。

また、これまで食事抜きの習慣がある人も、空腹による早食いやまとめ食いを防ぐために、小腹が空いたときにおやつを食べると効果的です。

おやつは、**その日の食事で不足している栄養素を補給できるものをチョイス**すること。おやつだからといって、甘いお菓子や、塩分・脂肪の多いスナック菓子ばかり食べるのはNG。あくまで小腹を満たし、足りない栄養を補うのが目的です。

おかずから先に食べて必要な栄養を摂る

加齢などで食事量が減ると、健康維持や高血圧予防に欠かせない栄養素まで不足しがちになります。食事のペース配分を考えながら、おかずをしっかり食べることが大切です。

間違った肥満対策や加齢で食事量が減ると、高血圧に効く栄養素まで不足することに

高血圧の原因として多いのが、加齢と肥満です。加齢により血管の動脈硬化が進むと、血圧が高くなるのです。また、肥満のある人は心臓や血管に負担をかけ、その影響で血圧が上昇します。

高齢者や肥満がある人には、実は共通する食事の問題があります。**減塩や減量で食事量が減って、栄養不足になる**ことです。高齢者は消化機能の衰えによって小食になる人が多く、一方、減量中の人は誤ったダイエット法で食事量が減り、必要な栄養素まで不足していることがしばしばあります。カロリー減のはずが栄養不足を招いてしまうのです。

栄養不足を防ぐには、多種類の食材を食べることを意識します。減量中の人はごはんなどの炭水化物を減らし、おかずをしっかり食べます。そうすれば、身体に必要なビタミンやミネラルをきちんと補給できます。

「カロリー減」が「栄養減」に

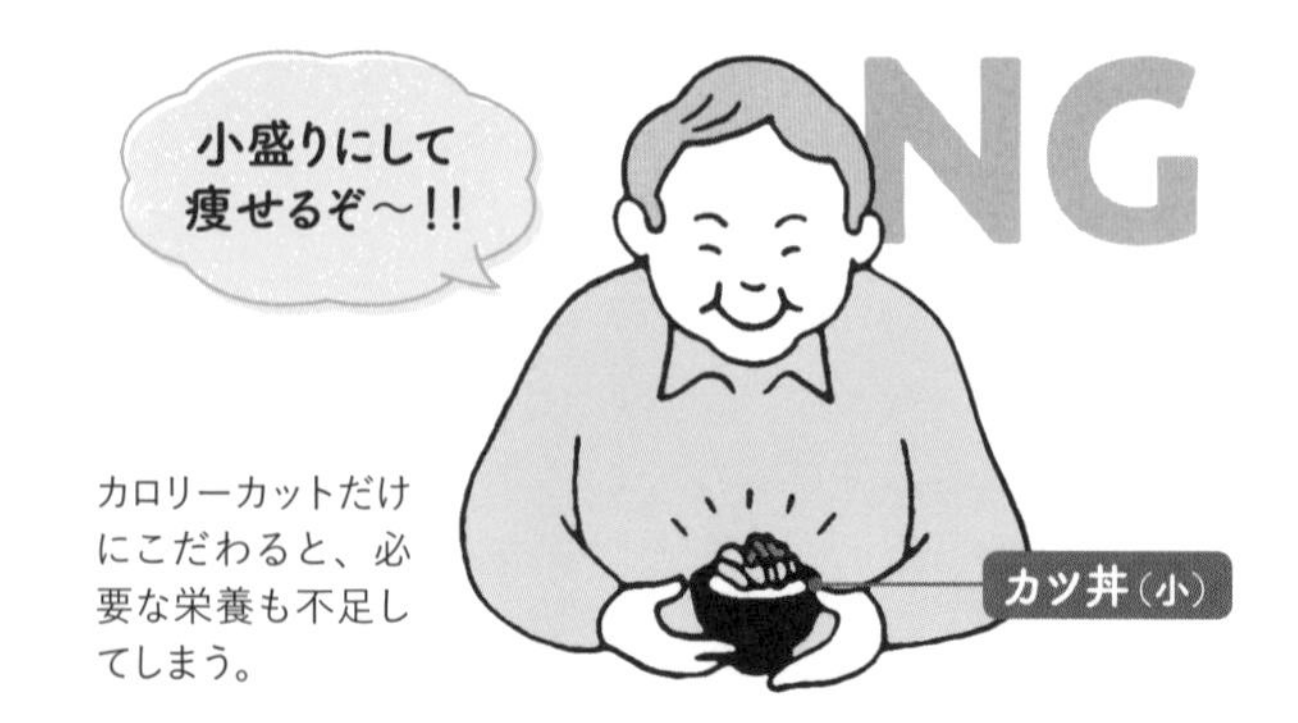

カロリーカットだけにこだわると、必要な栄養も不足してしまう。

おかずを3分の2食べてからごはんを食べ始める

食事開始15分後にごはんスタート

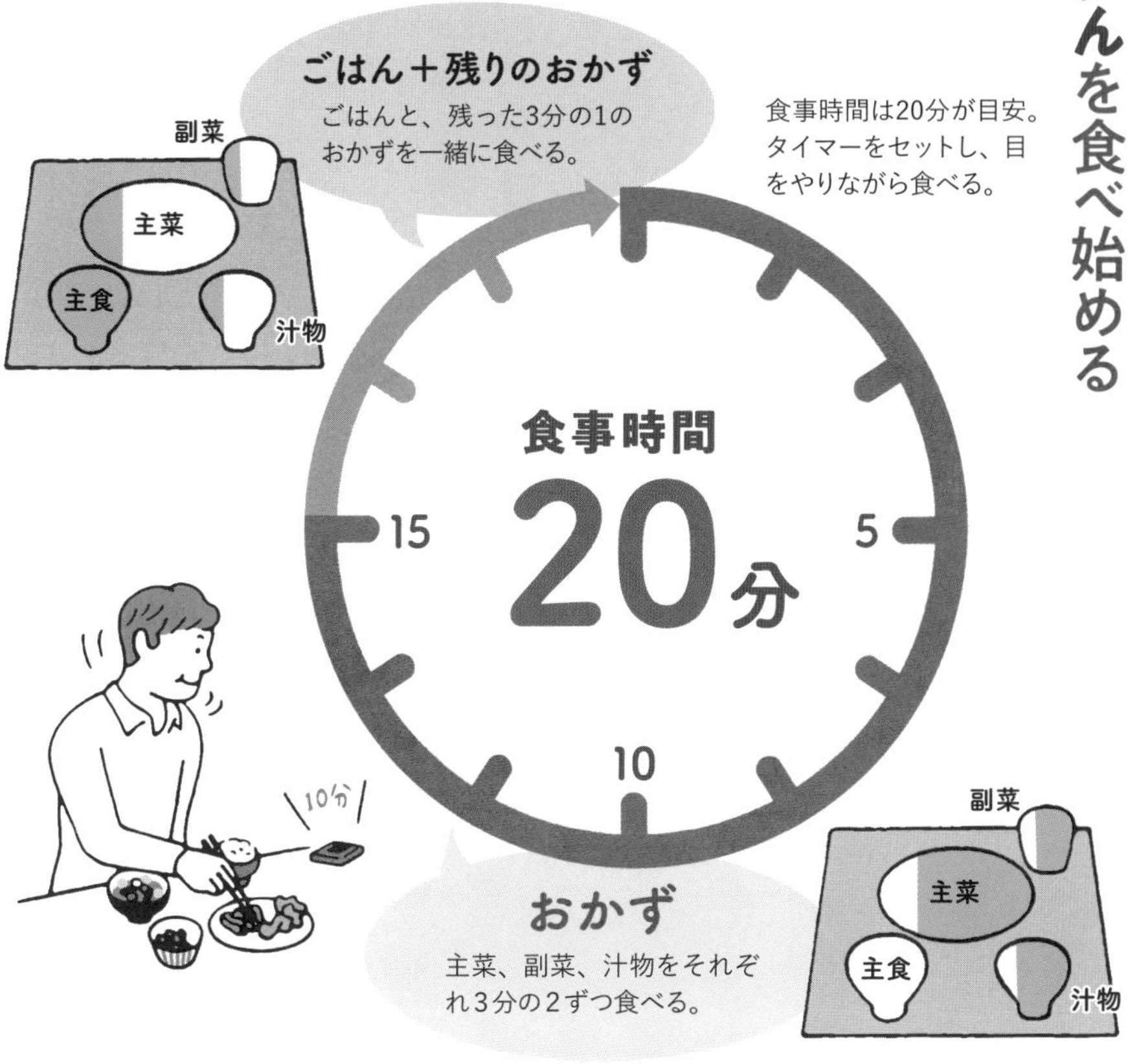

食事時間は20分が目安。タイマーをセットし、目をやりながら食べる。

栄養不足を防ぐには、食べる順番も大事です。小食ですぐにおなかいっぱいになってしまう高齢者は、**先に3分の2ほどおかずを食べて栄養バランスを整えます。**

減量中の人も同様です。**おかずを先に食べると必要な栄養素を補給できるだけでなく、おかずに含まれているたんぱく質などで血糖値の急上昇が抑えられます。**インスリンの分泌も緩やかになって身体に脂肪をため込みにくくなり、痩せやすくなるのです。また、おかずをよく噛んで食べると満腹感が得やすく、自然に食べすぎも防げます。

こうした点からもごはんを後まわしにできないカレーや麺類、丼物は避けたほうが無難。食べたいときは量を減らし、サラダなどの副菜を先に食べるように心がけます。

肉も魚も減らさず食べて血管を守る

血圧が高い人は、肥満を防ぐために肉や魚を減らしがち。とはいえ、動物性たんぱく質は高血圧解消に欠かせない栄養素ですので、むやみに減らさないように注意しましょう。

いろいろな種類のたんぱく質を毎食しっかり摂ることが大切

減塩食に切り替えたり、ダイエットを始めたりするときに、肉や魚などのたんぱく源を減らす人がいます。しかし、これでは高血圧の改善にマイナス（P60）です。また、**たんぱく質は身体の基礎となる細胞や全身の機能を維持する大切な材料**であるため、不足すると筋肉や骨が弱くなり、免疫力も低下します。

ダイエット中の人はむしろ意識してたんぱく質を摂りましょう。たんぱく質を摂り、適度な運動をすることで筋肉量が増え、基礎代謝が上がれば痩せやすくなります。

摂取量を「手ばかり」で把握

1食で摂りたいたんぱく質の量の目安は、厚みも大きさも
片手のひら分（60~100g）
脂はなるべく取り除く
不足している人も多い

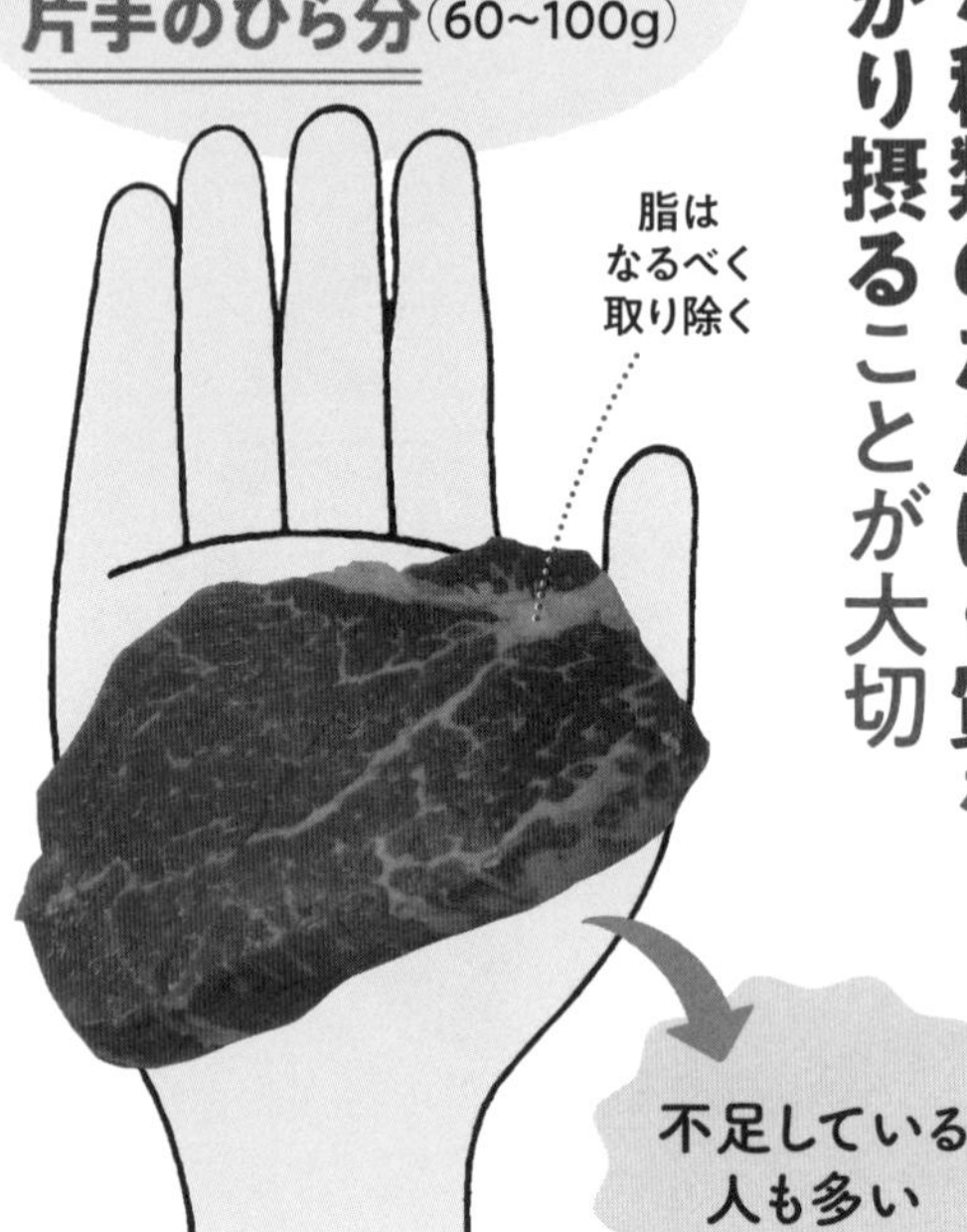

1回分の量が意外と多いため、一度にたくさん食べられない高齢者などの場合は、特に不足しがち。

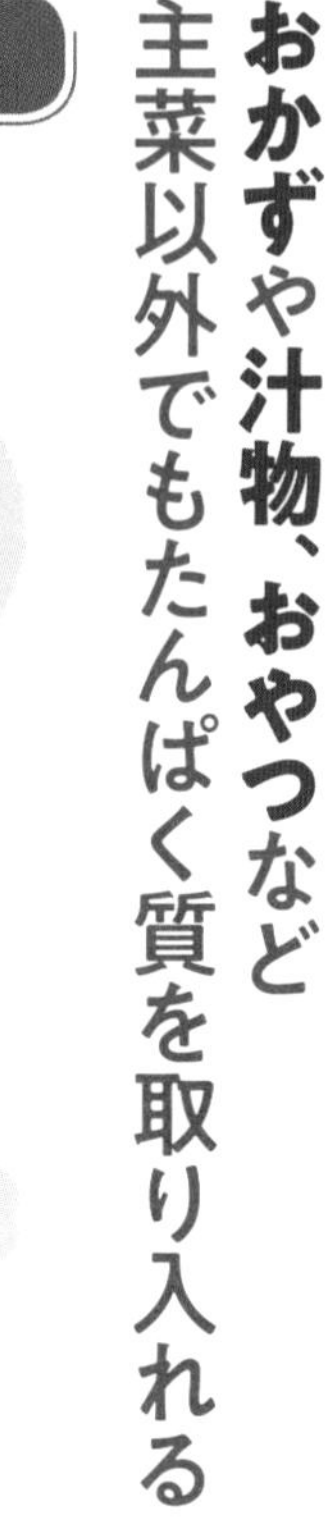

おかずや汁物、おやつなど 主菜以外でもたんぱく質を取り入れる

大豆製品や卵、乳製品も上手に利用

チーズ
牛乳
大豆製品
卵

＋副菜

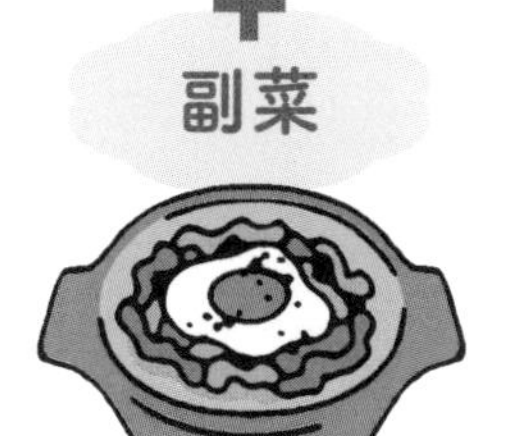

サラダにトッピングしたり、巣ごもり卵などにする。

＋汁もの

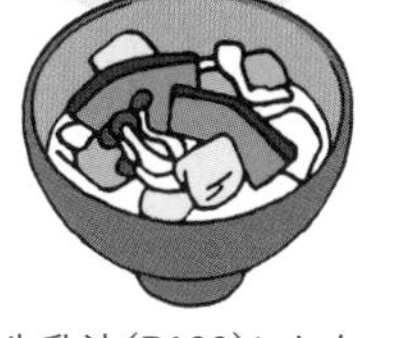

牛乳汁(P109)にしたり、溶けるタイプのチーズをうかべる。

＋おやつ

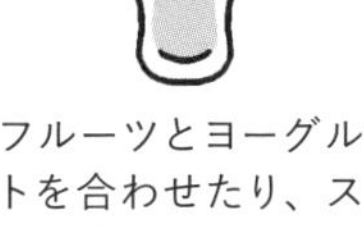

フルーツとヨーグルトを合わせたり、スムージーにする。

たんぱく質を摂るには、主菜を肉や魚の献立にするのが一般的ですが、**副菜や汁物にもたんぱく質を「ちょい足し」**すると効果的です。この方法なら、おやつにもたんぱく質をプラスできます。

ちょい足しに便利な食品として、**豆腐、豆乳、納豆などの大豆製品、卵、チーズや牛乳、ヨーグルトなどの乳製品**がおすすめです。

たんぱく質には、肉や魚などに含まれる動物性たんぱく質と、大豆などに含まれる植物性たんぱく質があり、半々ずつを目安に摂るとバランスがよいです。例えば、主菜が肉や魚、卵料理なら、副菜には豆腐や納豆などを選ぶのがおすすめです。

おやつにヨーグルトやチーズを食べたり、コーヒーに豆乳を加えてソイラテにして飲むのもよいでしょう。

※腎臓病がある場合、たんぱく質制限が必要になることがあるので、上記の食材の摂取量は主治医に相談してください。

適量のおやつで高血圧や肥満をブロック

間食は必要ないといわれることもありますが、食事の間隔が空く人や、一度にたくさん食べられない高齢者には、むしろおすすめの習慣です。高血圧に効く食材を摂りましょう。

不足がちな**栄養素を補ったり**、血糖値の急上昇を抑えて**肥満を防ぐ**

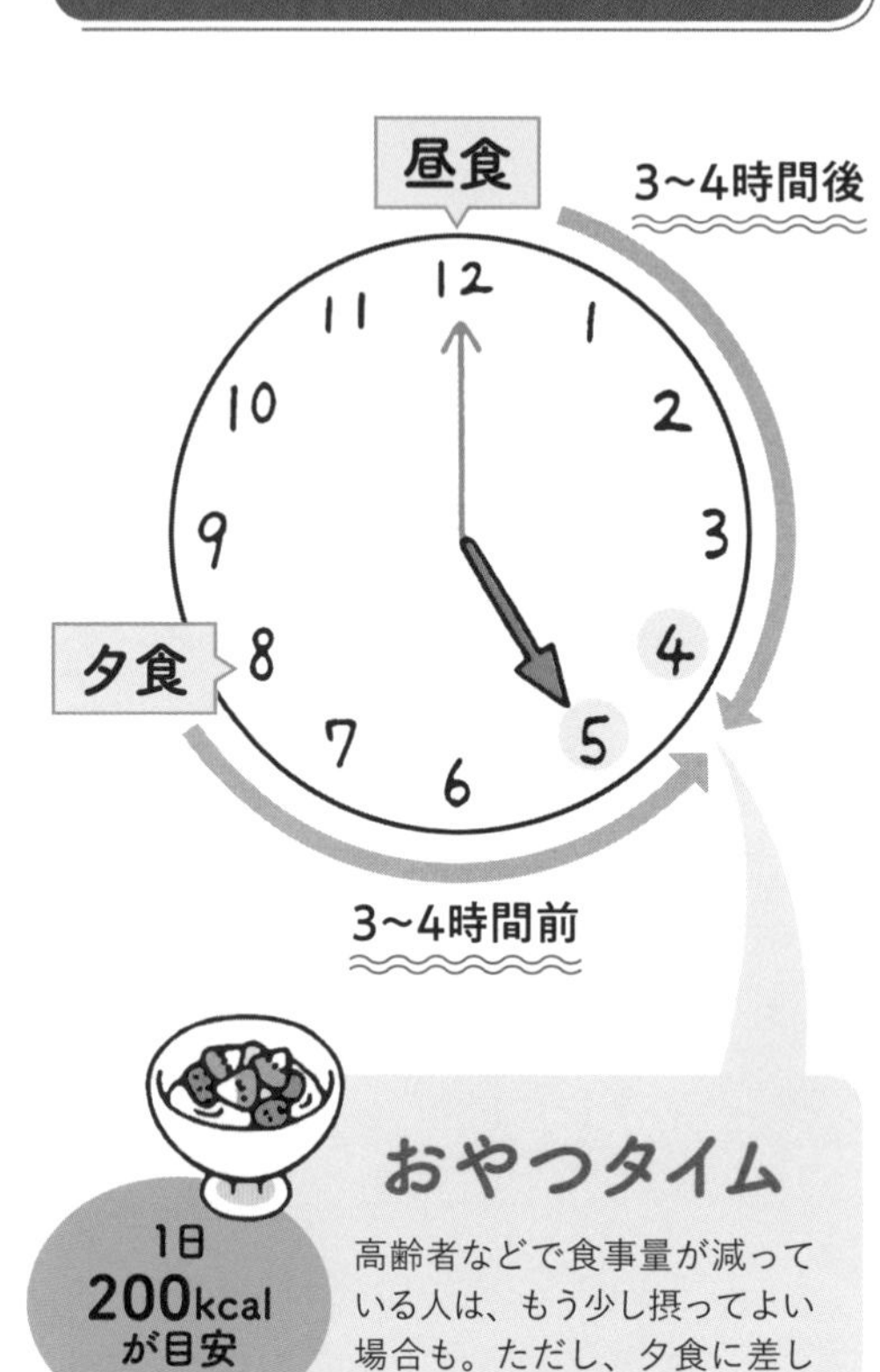

1日3回の食事をきちんと摂れば、間食は必要ないといわれますが、食事の間隔が空く場合や、一度にたくさん食べられない高齢者は、むしろ間食を摂ることをおすすめします。

もちろん、1日当たりの塩分摂取量目標値と摂取カロリーの範囲内を守ることが前提ですが、上手に間食を活用すると、**カリウムやカルシウム、マグネシウムといった不足しがちなミネラルの補給**ができます。

また、ダイエット中の人は食後の血糖値の急上昇を抑えて、肥満を防ぐ手助けにもなります。

カリウムやマグネシウムを含む食材をおやつとして食べる

高血圧に効くおすすめのおやつ

ヨーグルト

カルシウム補給に。なるべく無糖タイプを選び、果物と合わせるのがおすすめ。

ドライフルーツと合わせるのも◎

果物

カリウムが豊富なものがおすすめ。種類によっては血糖値を上げやすいものも。

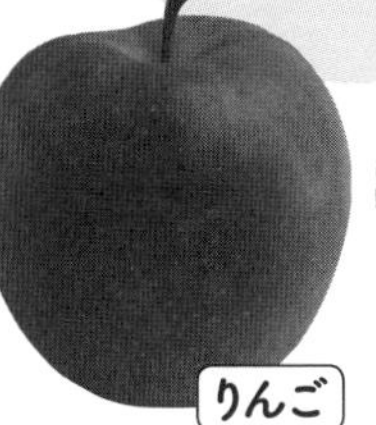

ナッツ

マグネシウムなどが摂れる。無塩タイプを選び、1食10粒程度が目安。

アーモンド

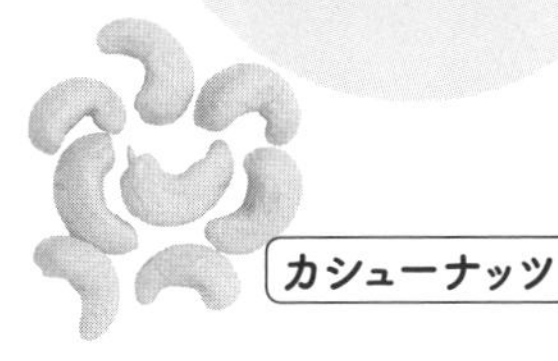

豆乳

たんぱく質が含まれ、腹持ちもよい。そのまま飲んだり、プリンなどにも活用できる。

ゼラチンなどで固めてデザートにも

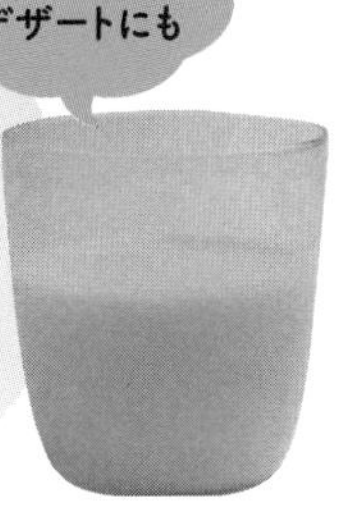

高血圧のある人におすすめの間食は、たんぱく質が多い豆乳、カルシウムの多いヨーグルトなど。また、カリウムを多く含む果物やマグネシウムの多いナッツ類も積極的に取り入れるとよいでしょう。

カリウムは体内の余分なナトリウムの排出を促し、血圧を下げるのに役立ちます。**マグネシウムは動脈硬化を予防**します。

おやつの量は**1日200kcal**程度を目安に食べます。だらだらとながら食べをすると食べすぎになりやすいので、**時間と量を決める**ようにしましょう。

また、ケーキやクッキーなど砂糖たっぷりのお菓子類は、血糖値を急上昇させるので避けます。和菓子のあんこにも、塩が意外に多く含まれていることがあるので要注意です。

※腎臓病がある場合、カリウム制限が必要になる場合があるので、上記の食材の摂取量は主治医に相談してください。

外食するなら❶

麺類や丼物はたまに。和定食でも油断禁物

「減塩」を第一に考えてメニューを選びましょう。麺や丼は手早く食べられるので人気ですが、時間をかけて食べることで血糖値の急上昇が抑えられて、肥満対策にもなります。

外食の機会は**なるべく減らす。**食べるなら、**減塩を第一**に考えてメニューを選ぶこと

塩分の摂取量を抑えるには、できるだけ外食を避けるのが基本です。最近では、レストランによってはメニューに塩分量やカロリーの表示がしてあることもありますが、ほとんどの場合、どれくらいの塩分が含まれているのかわからず、摂りすぎになりやすいからです。そのため、できるだけ外食は控え、手作りの弁当などを持参するのが安心です。

ただ、毎日のことなのでやむを得ず外食する場合もあります。その場合は、**塩分をできるだけ摂らないようなメニューを選びましょう。**

栄養バランスやカロリーを考えると和定食を選ぶことが多いのですが、和食はしょうゆやみそなどで濃い味つけのものが多く、塩分過多になりがちです。みそ汁や漬物も要注意。和食でも、刺身や冷奴など、**自分でしょうゆや塩を調節できるものを選ぶ**ようにしましょう。

和定食でも塩分は高いことも

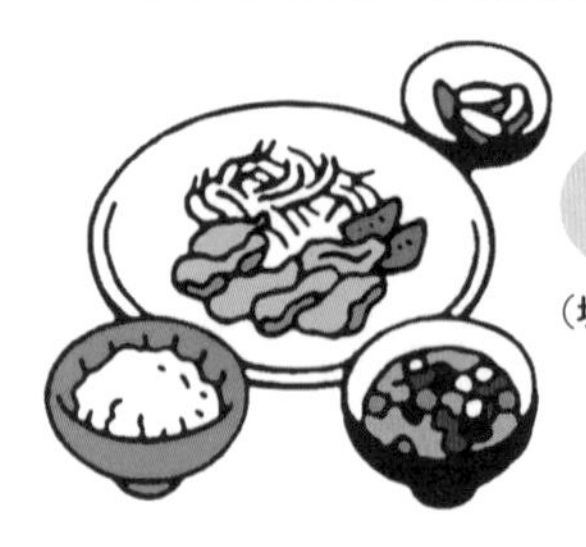

しょうが焼き**定食**
（塩分量の目安：約3.6g）

もつ煮込み**定食**
（塩分量の目安：約4.2g）

カレイの煮付け**定食**
（塩分量の目安：約4.1g）

甘辛味の煮汁や漬物、みそ汁などで、総じて塩分が高くなるため、食べるときはそれらを残す。

※「日本食品標準成分表2020年版（八訂）」をもとに編集部で算出。

麺類や丼物は、高血圧にも肥満にも要注意。工夫してたまに楽しむ程度に

牛丼を食べるときの工夫例
工夫 1
牛肉とごはんを別皿にする
または 具を先に3分の2食べる
時間をかけて食べる
工夫 2
セットの漬物や
紅しょうが、
みそ汁は残す
減塩
工夫 3
生卵を追加し、
別皿の牛肉に
かける
たんぱく質を
プラス
工夫 4
つゆ少なめ、
ごはんは小盛りに
減塩、
食べすぎ防止
工夫 5
サラダを追加で注文する
カリウムプラス&
時間をかけて食べる

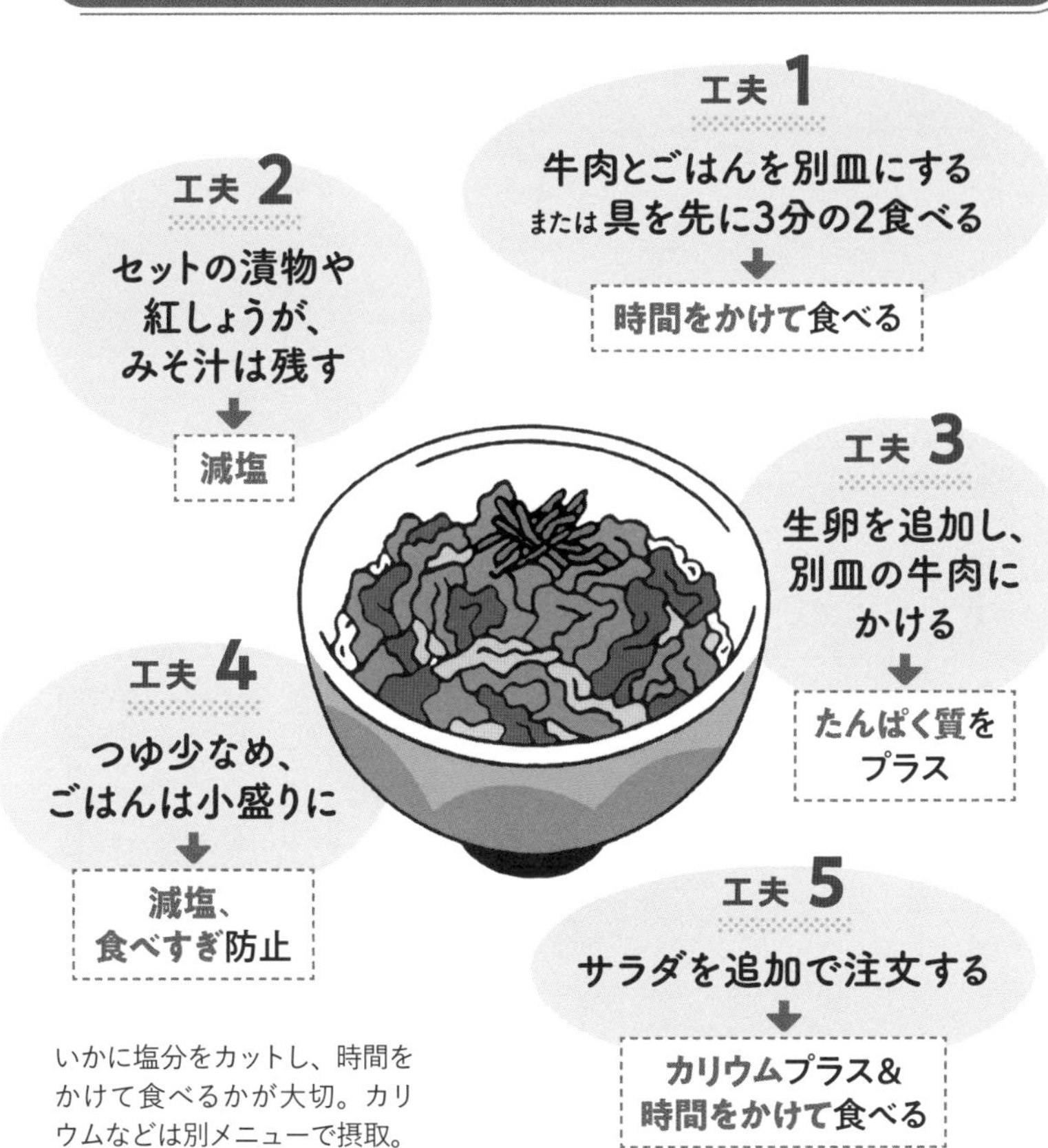

いかに塩分をカットし、時間をかけて食べるかが大切。カリウムなどは別メニューで摂取。

麺類や丼物は濃い味つけのものが多く、塩分の摂りすぎになりやすいだけでなく、カロリーも高めです。しかも、炭水化物を後まわしにする食べかたもしにくいです。

また、麺類はのびてしまう前にと、あわてて食べたり、丼物はかき込んで食べたりするため、早食いの原因にもなります。早食いは血糖値の急上昇を招き、肥満につながります。

つまり、**麺類や丼物は高血圧や肥満がある人にとってはできるだけ避けたいメニュー**だということです。

とはいえ、たまには食べたくなることもあるでしょう。そんなときは、上図を参考にひと工夫。塩分をできるだけ減らし、副菜やサラダを追加して栄養バランスを整えます。そして、ゆっくりよく噛んで食べるのがポイントです。

外食するなら❷

葉物やサラダと一緒に食べてカリウムをプラス

外食では多くの場合、野菜が不足しがちになります。なので追加で注文して補いましょう。ただし、たれやドレッシングには塩分が多く含まれることが多いため、注意が必要です。

外食の困った点は塩分の摂りすぎになりやすいだけでなく、野菜も不足しがちなことです。

血圧を下げるのに必要なカリウムを十分に補給するには、付け合わせ程度の少量の野菜では足りません。そこでおすすめしたいのが、**野菜料理を別に追加**すること。できれば味つけを自分で調節しやすい生野菜や海藻類のサラダがベストです。

生野菜や海藻はカリウムを補給できるうえ、よく噛んで食べれば食べすぎを防ぎ、さらに血糖値の急上昇を抑えて肥満の改善にも役立ちます。

野菜を別に注文することで、時間をかけて食べることにもなる

焼肉なら焼き野菜よりサンチュ

野菜についても、減塩で食べることを念頭に置いて注文しよう。

焼き野菜セット

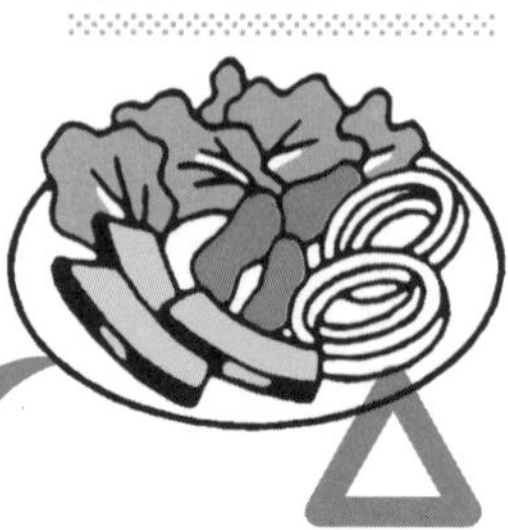

焼肉のたれにつけたり塩をかけて食べると、塩分が心配

サンチュやレタス

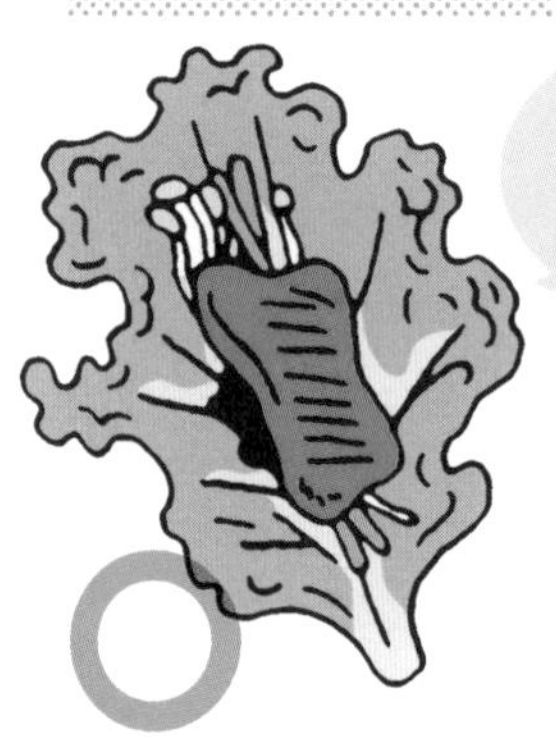

肉やナムルを巻くことで食べごたえが増し、食べるのに時間がかかることも

食べかたメモ

焼肉や焼き鳥はたれより塩を選ぶ

「塩少なめ」にするとなおよい。たれの場合は、つけだれはしない。

サラダや生野菜はドレッシングに注意。ほかのおかずの塩気で食べる

ドレッシングは別添えでよく和える

ドレッシングの塩分量（一般的な1食分）
大さじ1杯 ▶ 約0.3〜1.0g
※数値は足立香代子調べ。

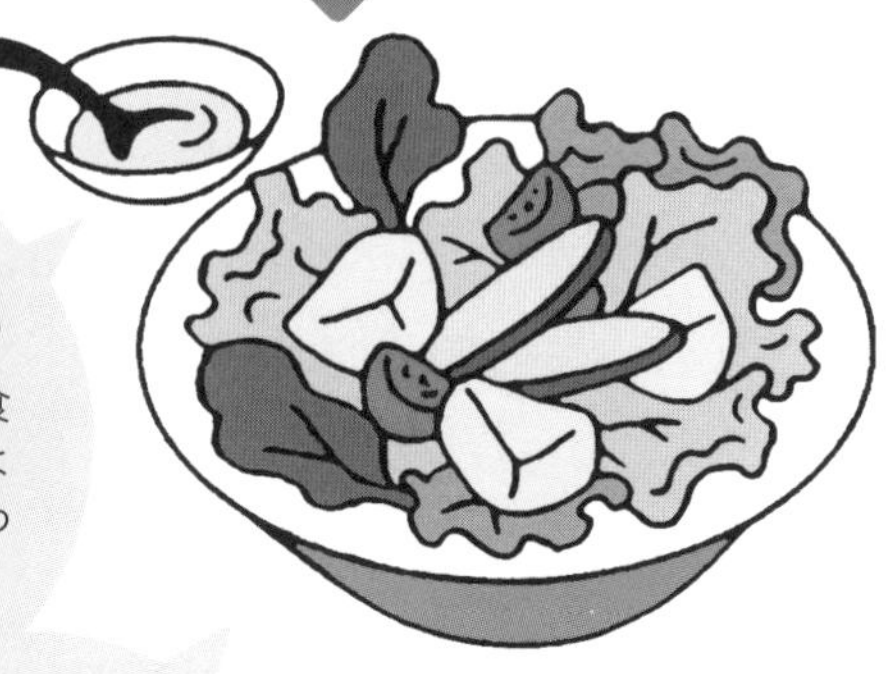

かけずに別添えにしてもらう
使用量は半分程度。食べる直前にかけて、よく和えて野菜にまとわせてから食べる。

オリーブオイルを追加で注文
ドレッシングの代わりにオリーブオイルをもらう。たっぷりかけ、塩を少量振っていただく。

食べかたメモ
バイキングならデザートは果物一択
カリウムを摂る目的なら果物もおすすめ。デザートが選べる場合、フルーツの盛り合わせにする。

追加したサラダや野菜には、ドレッシングやたれをつけすぎないことがポイントです。せっかくカリウム補給のために追加したのに、ドレッシングをたっぷりかけて余計な塩分を摂っては意味がありません。**味つけは控えめにし、ほかのおかずの塩気で食べる**ようにしましょう。注文の際には、ドレッシングやたれをかけないように頼んでおきます。

カリウムを積極的に摂るには、**果物を追加する**のもよい方法です。デザートにはケーキやアイスクリームではなく、果物を選びましょう。

ただ、果物の中でもバナナなどはカリウム豊富ですが、カロリーも高めなので量を食べすぎないように注意。ほかにカリウムが豊富なおすすめの果物としては、キウイやメロン、かきなどがあります。

節酒とおつまみの工夫で血圧が下がることも

お酒の飲みすぎは、高血圧の大きな要因であるといわれています。塩分や脂肪分の多いおつまみも問題です。節酒を心がけ、お酒と一緒に食べるものの内容を見直しましょう。

飲酒の習慣がある人は、節酒によって約2~3㎜Hg血圧が下がる

アルコールには血管を拡げる作用があるため、お酒を飲んだ直後は血圧が下がります。ただし、この効果は適量の飲酒をした場合のこと。飲みすぎると逆に血圧が高くなります。しかも、おつまみに塩分や脂肪の多いものを食べてしまうと、ますます高血圧に拍車がかかります。

飲酒による血圧を下げるよい効果を得るには、あくまで適量を守って飲むことが大切です。**飲酒習慣がある人は、適量を守って飲むようにすると、約2~3㎜Hg血圧が下がる**ともいわれています。

では、血圧を上昇させない適量とはどれくらいなのでしょう。

「高血圧治療ガイドライン2019」では、1日当たりの適正な飲酒量はエタノールに換算して、男性は20~30㎖、女性は10~20㎖とされています。お酒の種類別による目安は、下図の通りです。

1日の飲酒量の目安

◎ビール……………………**中瓶1本**まで
◎日本酒……………………**1合**まで
◎ワイン……………………**グラス2杯**まで
◎焼酎………………………**0.5合**まで
◎ウイスキーダブル……**1杯**まで

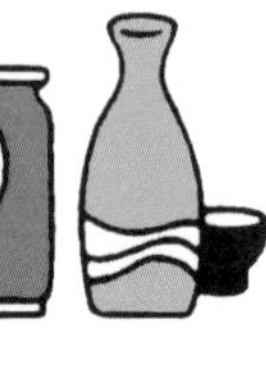

出典：「高血圧治療ガイドライン2019」

塩分や**脂肪分**の高いものは避けて、**野菜**や**たんぱく質**をおつまみに飲む

お酒を飲むとき、カロリーを気にしておつまみを食べない人もいますが、胃腸や肝臓への負担が大きく、おすすめできません。

おつまみを少し食べながら、適量のお酒をゆっくり楽しむのが、身体によい飲みかたです。**おつまみは、なるべく塩分と脂肪分の摂りすぎにならないものを選びましょう。**

サラダや生野菜のスティック、海藻サラダ、刺身、塩が少なめの焼き鳥、チーズなど、野菜やたんぱく質が摂れるものがおすすめです。

お酒を飲むときのシチュエーションも大切です。1人で飲むとつい飲みすぎてしまう人は、家族や友人と会話を楽しみながら飲みましょう。

酔う前につまみを用意してゆっくり楽しむ

○ OKおつまみ

- 野菜サラダ、野菜スティック
- 刺身
- 焼き鳥(塩少なめ)
- 枝豆
- ナチュラルチーズ
- 寄せ鍋
- ナッツ類

× NGおつまみ

- 甘辛味の煮物、煮つけ
- 漬物

会話を
楽しみながら、
ゆっくり飲み、
食べる
酔う前に
おつまみを
用意しておく
枝豆は塩を
減らし、
豆を1粒ずつ
出して食べる

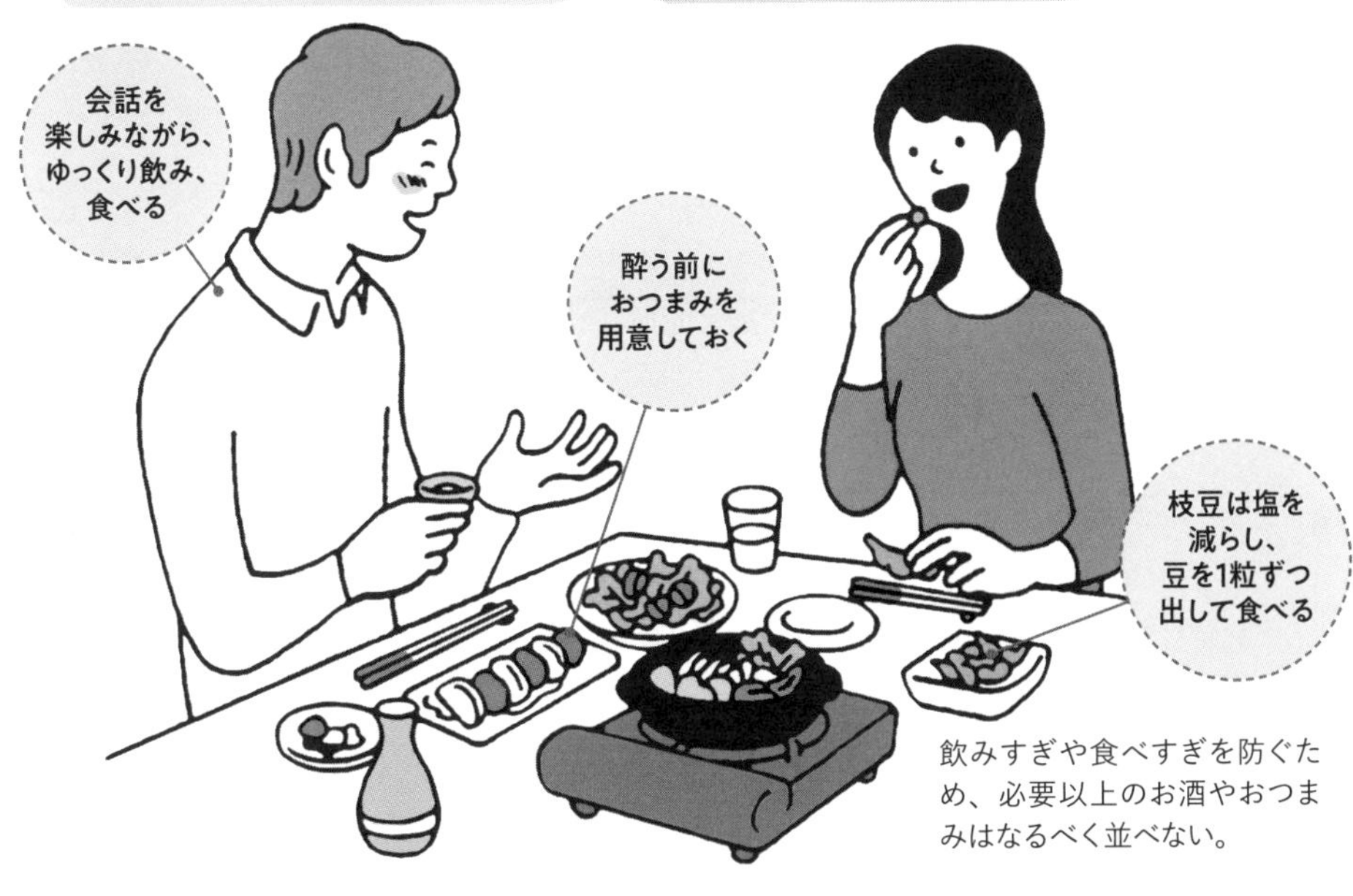

飲みすぎや食べすぎを防ぐため、必要以上のお酒やおつまみはなるべく並べない。

コンビニ食にはサラダやフルーツを追加しよう

コンビニで食事を買うときは、まずは栄養成分表示で塩分量を確認。弁当やおかずの種類が豊富なので、組み合わせ次第で栄養バランスの整った食事にすることができます。

パッケージの栄養成分表示で塩分量を確認して商品を選ぶ

外食や持ち帰りのお弁当は塩分量がわからないことが多いので、あまりおすすめできませんが、それでも利用することがあるでしょう。そんなときは、**栄養成分表示で塩分や脂肪分の量を確認してから選びます。**

消費者が食塩相当量の少ない食品を積極的に選ぶことで、そのほうがよく売れるということになり、製造者がより減塩の努力をしてくれるような未来を目指してみましょう。

栄養成分表示のチェックポイント

栄養成分表示　1袋120g当たり	
エネルギー	158 kcal
たんぱく質	20g
脂質	10g
炭水化物	9g
食塩相当量	0.7g

栄養成分表示では、「熱量(エネルギー)」「たんぱく質」「脂質」「炭水化物」「ナトリウム」の量の表示が義務づけられている。ナトリウムは「食塩相当量」で表示されている。

調理で食塩が添加されていない食品の場合

脂質	10g
炭水化物	9g
ナトリウム	600mg
(食塩相当量	1.5g)

食材に含まれるナトリウムの量を、食塩相当量と併せて表示できる。

※食塩相当量の算出方法：食塩相当量(g)＝ナトリウム(mg)×2.54÷1000。

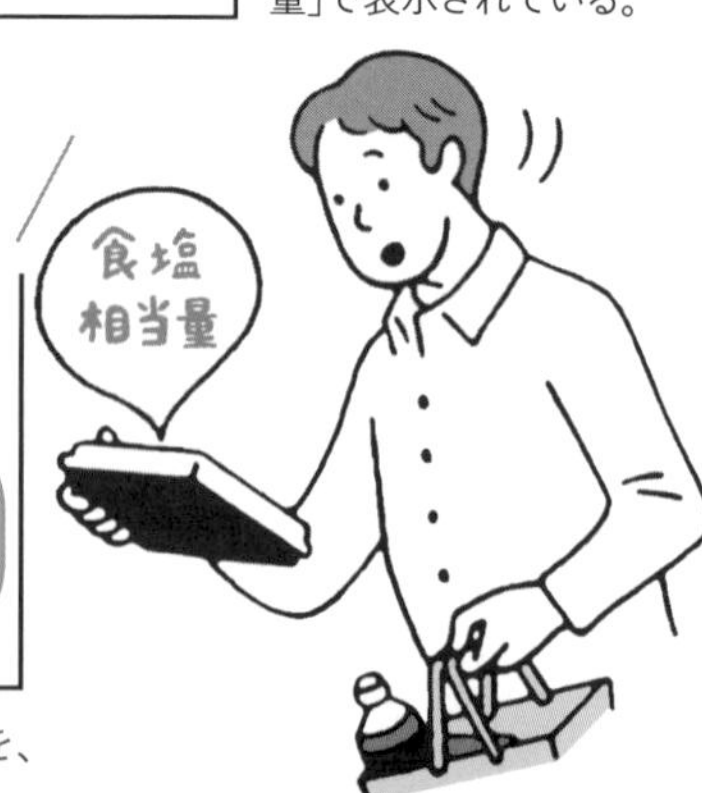

塩分とたんぱく質の量に注目。サラダや果物でカリウムを足す

減塩＆高たんぱくを目指してひと工夫

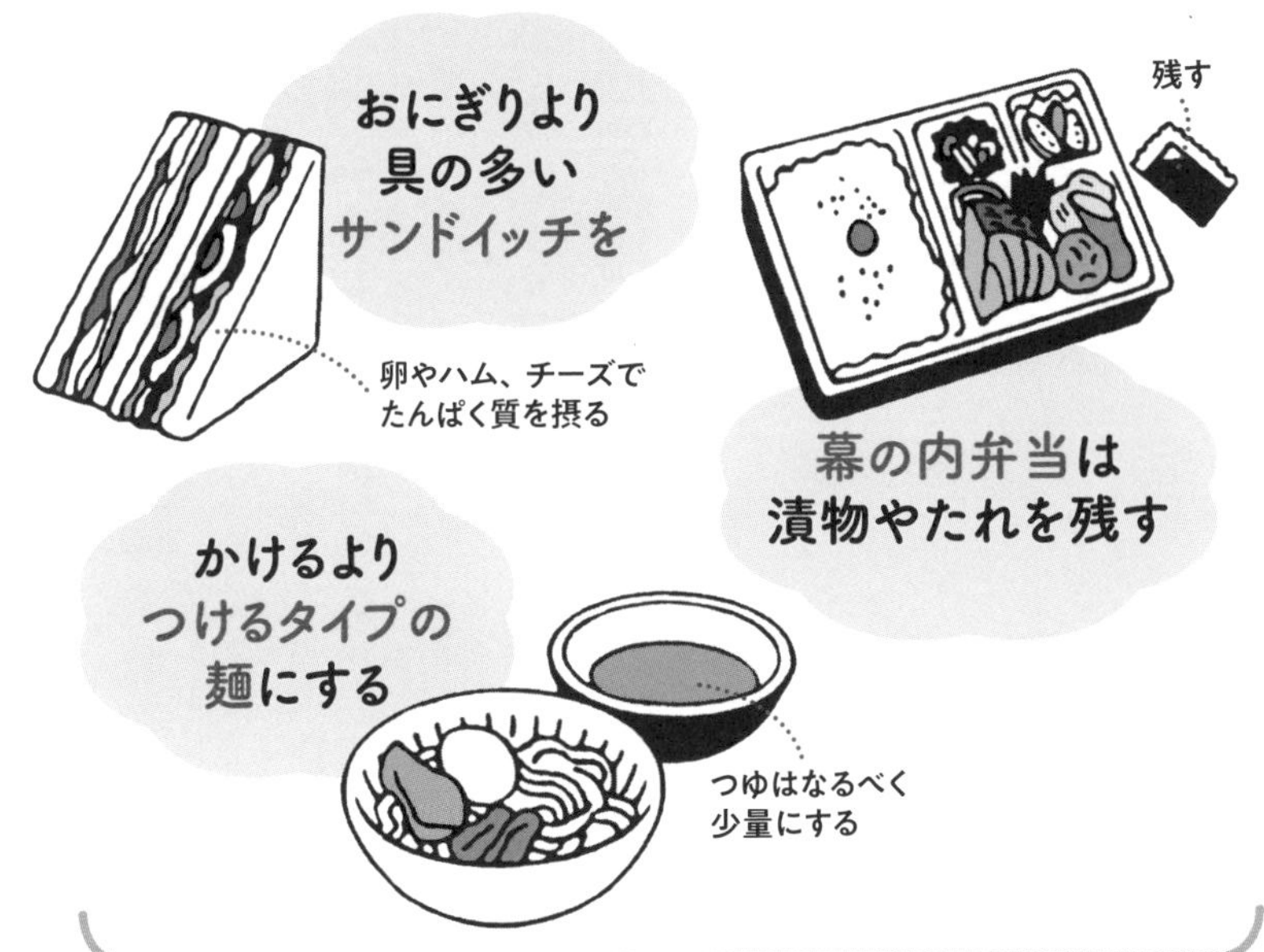

※ドレッシングは減らすかオリーブオイルにするのがおすすめ。

左のもの以外にも、ゆで卵などのお弁当以外の食材を買って組み合わせるのもおすすめ。

栄養成分表示で注目したいのは、塩分量と脂肪分だけではありません。**血圧を下げ、身体に必要なたんぱく質**を積極的に摂りましょう。

たんぱく質が多い肉や魚、卵などの主菜に、野菜や海藻のサラダ、ほうれん草などの葉物の和え物、野菜スティックを組み合わせると栄養バランスがよくなります。特に**生野菜のサラダやカットフルーツを追加すると、カリウムを補給**できます。

なお、お弁当の選び方は外食の基本ルールと同じです。麺類や丼物、カレーなどの単品メニューより、なるべくおかずの種類が多い幕の内弁当のような種類を選びます。

単品メニューを選んだときは、必ずサラダなどで野菜を追加して先に食べます。ごはんや麺類は後から食べるようにしましょう。

塩分過多や食べすぎは3日単位でリセット

厳しい減塩や食事管理はつらく、長続きしないこともしばしば……。たまには、外食やイベントごとで食事を楽しむことも大切。羽目を外したら、その後の食事で挽回しましょう。

減塩食を長く続けるために、たまには食事を楽しむ日を作ろう

高血圧と生涯つきあっていくことになる人は多いです。つまり、減塩食も長期間続ける必要があります。こういわれると、減塩食のせいで食べる楽しみが奪われたように感じてしまう人も少なくありません。

しかし、**減塩食を長続きさせるためには、あまり厳しく制限しすぎないことが大切です。**もちろん好き勝手に食べすぎたり飲みすぎたりして、ひんぱんに制限をオーバーするのはいけませんが、たまには好きなものを食べてもよい「ご褒美」の日を設けるとよいでしょう。

そして、**摂りすぎた塩分や脂肪は翌日・翌々日の食事で調整してリセット**すればよいのです。この方法なら、うっかり食べすぎたときにも応用できます。また、仕事の接待や友人同士のつきあいなどで会食や宴会に参加するときも、こうして対処すればよいので、断る必要はありません。

食事管理は3日単位で行う

5日（水）	4日（火）〈翌々日〉	3日（月）〈翌日〉	2日（日）
	リセット日	リセット日	食事を楽しんだ日

塩分を摂りすぎた、食べすぎたと感じたら、その翌日と翌々日の食生活で巻き返す。

無理にバランスよく食べなくてもOK。2日かけてゆっくりリセットしていく

羽目を外した後の3つのリセット術

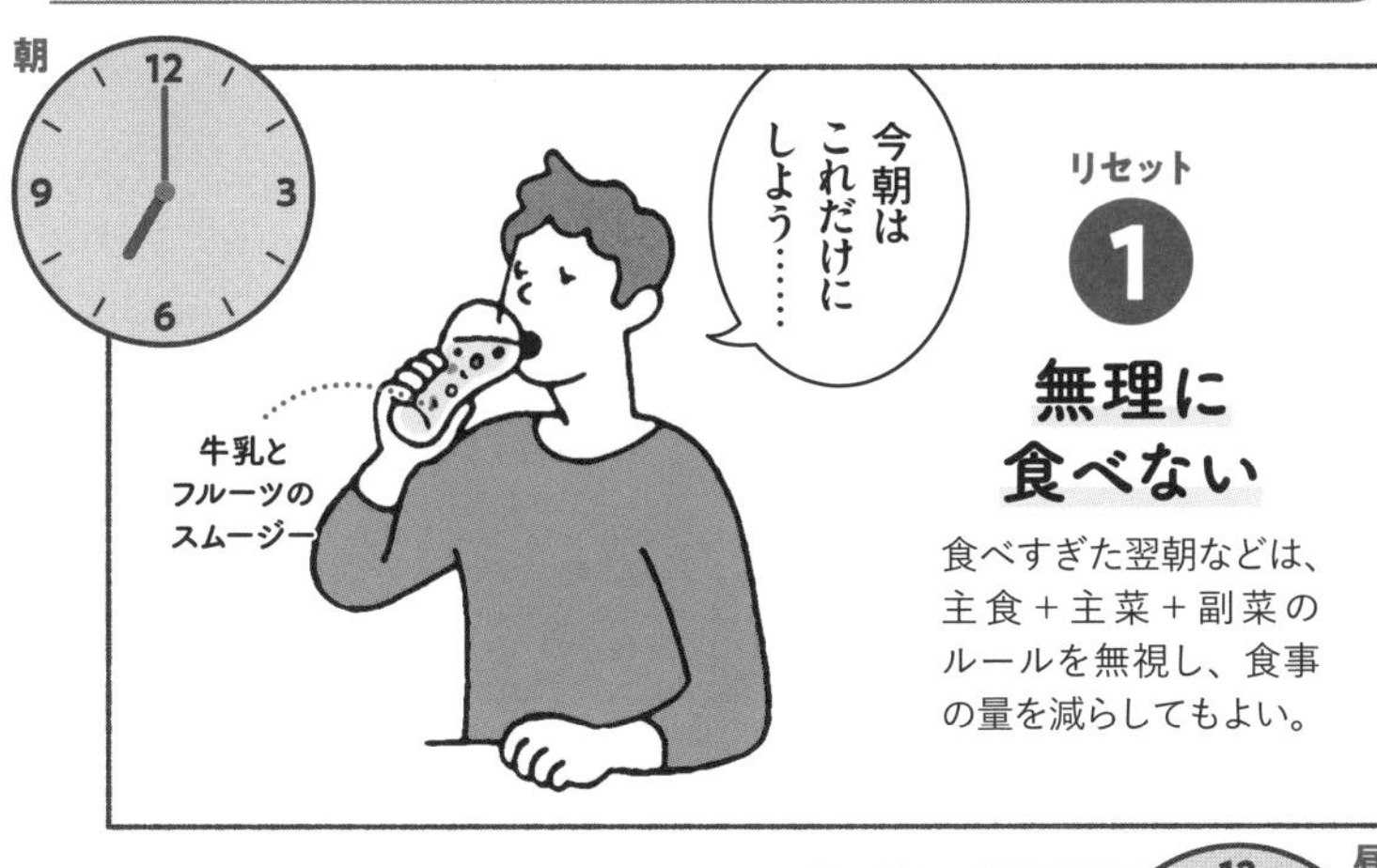

リセット **1**

無理に食べない

食べすぎた翌朝などは、主食＋主菜＋副菜のルールを無視し、食事の量を減らしてもよい。

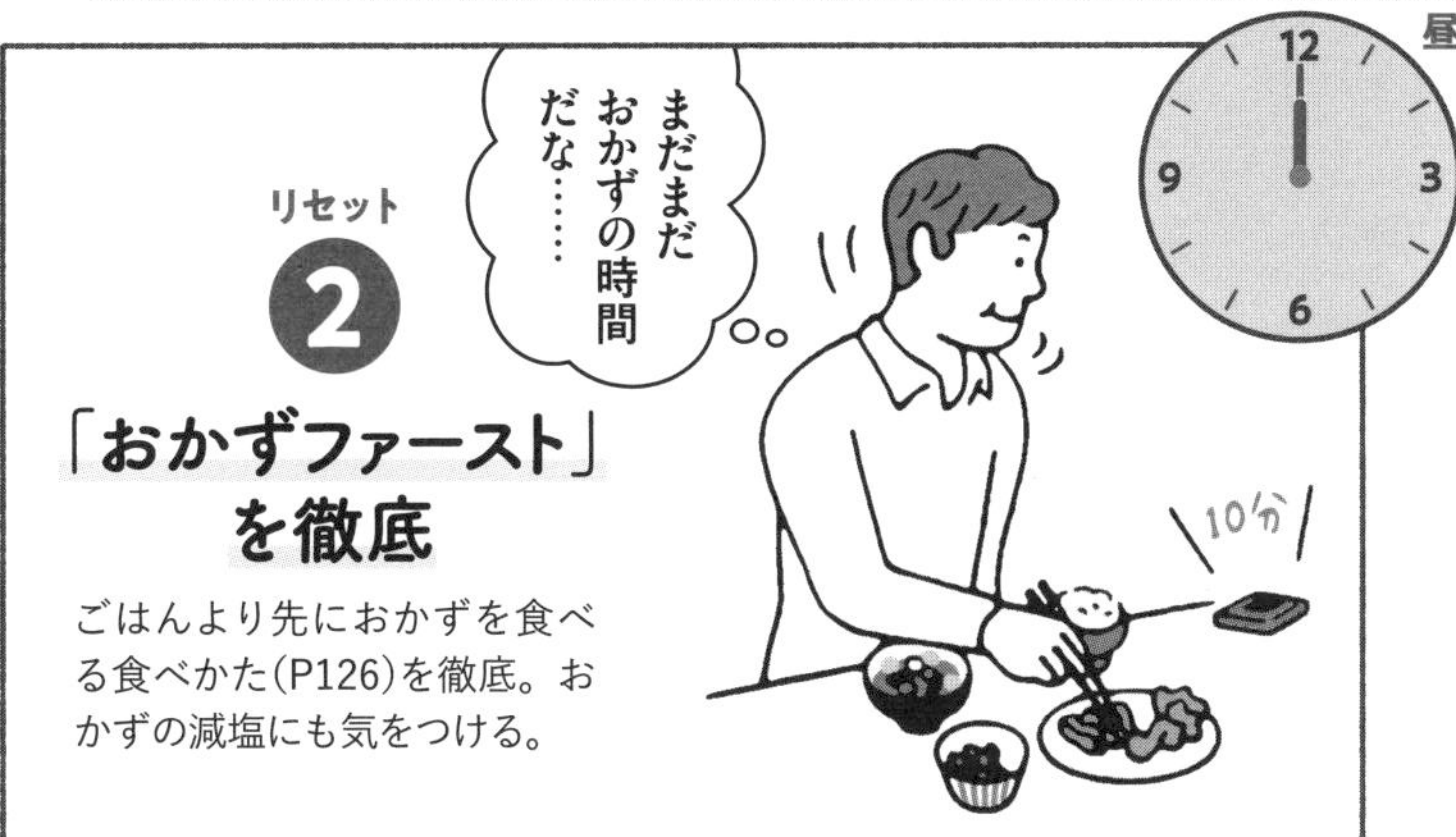

リセット **2**

「おかずファースト」を徹底

ごはんより先におかずを食べる食べかた(P126)を徹底。おかずの減塩にも気をつける。

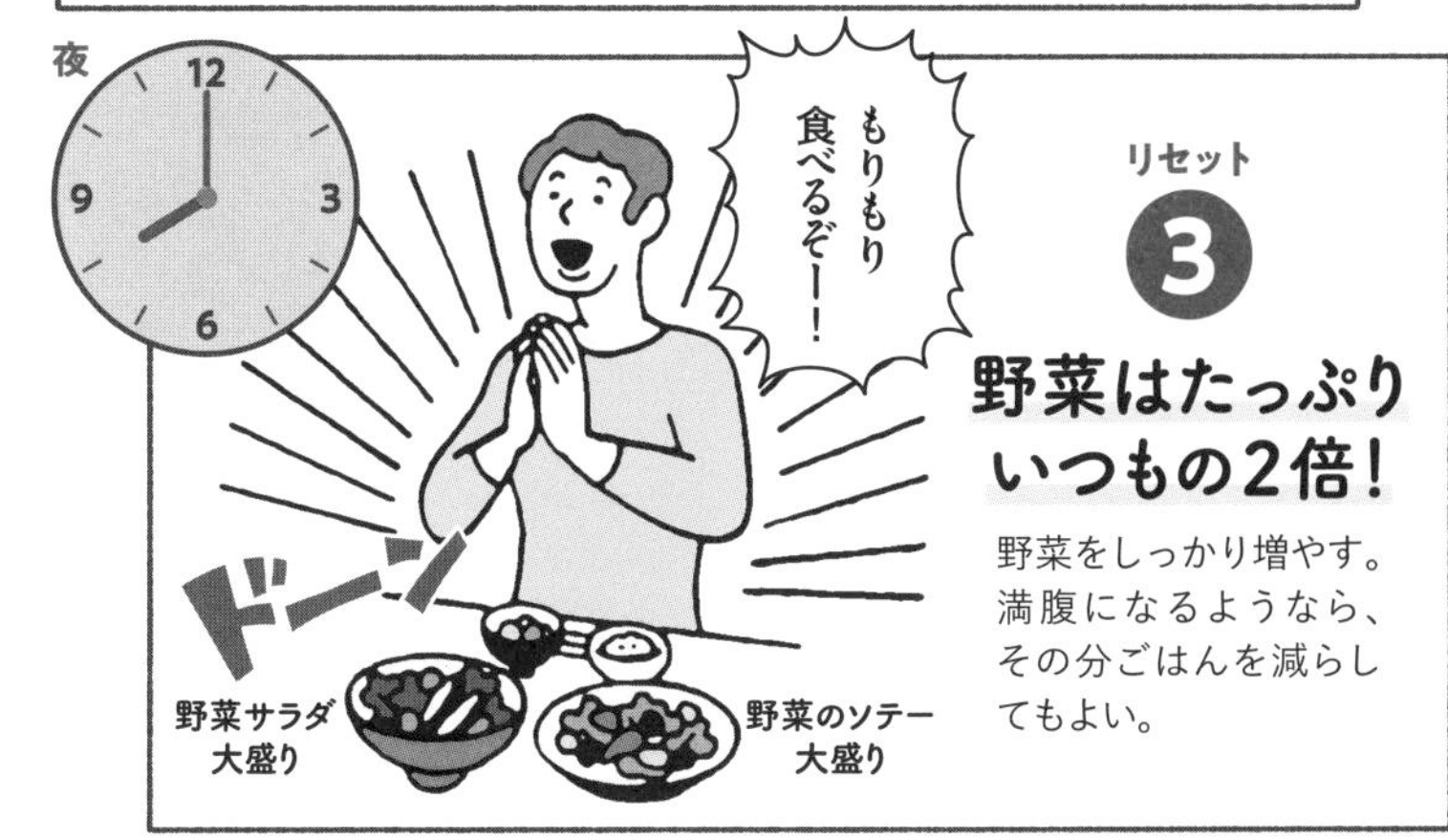

リセット **3**

野菜はたっぷりいつもの2倍！

野菜をしっかり増やす。満腹になるようなら、その分ごはんを減らしてもよい。

COLUMN

毎日の食事や血圧を記録する表を作ろう

血圧を下げるための食事は、地道に続けることが何よりも大切です。しかし、日々の生活の中でただ漫然と気をつけようとしているだけでは、忘れてしまいがち。毎日測る家庭血圧の値や、食事の内容をはじめとする生活習慣の記録をつけて、積極的に改善に取り組みましょう。

記録しておきたい項目は、以下の表を参考にしてみましょう。これを習慣にすることで、健康状態を把握、管理しやすくなります。

○○○○年　○月　○日（○）

体重（kg）	69.5					
血圧（mmHg）【上／下】		朝		夜		
	1回目	152/118		135/105		
	2回目	150/115		134/103		
測定時刻	朝			夜		
	7:00			11:00		
食事の内容	朝	トースト 目玉焼き 野菜スムージー	評価	主食 ○	主菜 ○	副菜 ○
	昼	親子丼 みそ汁（半分だけ）	評価	主食 ○	主菜 ○	副菜 △
	晩	ごはん　みそ汁 鶏むねと 根菜の蒸し物	評価	主食 ○	主菜 ○	副菜 ○
運動	ウォーキング20分					
服薬	朝 ○	昼 ／	夜 ○	就寝前 ／		
体調など	良好。ただし、 昼食の塩分が高めだった					

家庭血圧は測定時刻と合わせて記録しておく

食事の内容と合わせ、減塩や栄養バランスの観点から自己評価を書き込んでおく

自分の体調で気づいたことや、食事、生活習慣などで気づいたことを書き留めておく

監修

久代登志男

医学博士。1973年日本大学医学部卒業。聖路加国際病院内科研修医、駿河台日本大学病院循環器科助手、米国にClinical Fellowとして留学、高血圧診療に携わる。日本大学医学部教授などを経て、2014年より日野原記念クリニック所長、2019年より一般財団法人 ライフ・プランニング・センター理事長。高血圧が一病息災となるように、患者さんと二人三脚の診療を心がけている。

足立香代子

管理栄養士。2020年まで一般社団法人 臨床栄養実践協会理事長を務める。せんぽ東京高輪病院にて質の高い病院食の提供、及び栄養診断による栄養療法・栄養指導を実践。社会保険学会賞、日本栄養改善学会賞などを受賞。講演やTV出演も多数。

STAFF

装丁・本文デザイン	八月朔日英子
イラスト	トシオ CAP
監修協力	柿崎祥子
編集協力	株式会社オフィス 201（小形みちよ、中西翔子）、斉藤あずみ、重信真奈美
校正	株式会社聚珍社、黒石川由美

参考文献

『高血圧治療ガイドライン 2019』日本高血圧学会編・著（ライフサイエンス出版）
『今すぐできる！ 高血圧を下げる 40 のルール』久代登志男監修（学研プラス）
『おとなの健康 Vol.13』（オレンジページ）
『医師が信頼を寄せる栄養士の糖質を味方にするズルイ食べ方 人生を守る「足し算食べ」BEST100』足立香代子著（ワニブックス）
『自分で、すぐできる！ 高血圧リセット法 高血圧をらくらく下げるコツがわかる本』猿田享男総監修（永岡書店）
『高血圧を下げる生活事典』島田和幸監修（成美堂出版）
『薬に頼らず血圧を自力で下げるコツ』桑島巖著（河出書房新社）
『最新版 知っておきたい栄養学』白鳥早奈英監修（学研プラス）

※本書で出典表記のない栄養成分表示については「日本食品標準成分表2020年版（八訂）」を参照しています。

医師＆管理栄養士が教える
血圧がみるみる下がるスゴイ食べかた

2021年4月6日　第1刷発行
2023年4月28日　第3刷発行

発行人　土屋 徹
編集人　滝口 勝弘
企画編集　石尾 圭一郎
発行所　株式会社 Gakken
〒141-8416　東京都品川区西五反田2-11-8
印刷所　大日本印刷 株式会社
DTP　株式会社 アド・クレール

〈この本に関する各種お問い合わせ先〉
- 本の内容については、下記サイトのお問い合わせフォームよりお願いします。
https://corp-gakken.co.jp/contact/
- 在庫については　Tel 03-6431-1250（販売部）
- 不良品(落丁、乱丁)については　Tel 0570-000577
学研業務センター　〒354-0045 埼玉県入間郡三芳町上富279-1
- 上記以外のお問い合わせは　Tel 0570-056-710（学研グループ総合案内）